Uni-Taschenbücher 788

T0234343

UTB

Eine Arbeitsgemeinschaft der Verlage

Birkhäuser Verlag Basel und Stuttgart
Wilhelm Fink Verlag München
Gustav Fischer Verlag Stuttgart
Francke Verlag München
Paul Haupt Verlag Bern und Stuttgart
Dr. Alfred Hüthig Verlag Heidelberg
Leske Verlag + Budrich GmbH Opladen
J. C. B. Mohr (Paul Siebeck) Tübingen
C. F. Müller Juristischer Verlag — R. v. Decker's Verlag Heidelberg
Quelle & Meyer Heidelberg
Ernst Reinhardt Verlag München und Basel
F. K. Schattauer Verlag Stuttgart-New York
Ferdinand Schöningh Verlag Paderborn
Dr. Dietrich Steinkopff Verlag Darmstadt
Eugen Ulmer Verlag Stuttgart
Vandenhoeck & Ruprecht in Göttingen und Zürich
Verlag Dokumentation München

Ulrich Frotscher

Nephrologie

Eine Einführung für Studierende und Ärzte

Mit einem Geleitwort von H. J. Dengler

Mit 13 Abbildungen und 9 Tabellen

Springer-Verlag Berlin Heidelberg GmbH

Ulrich Frotscher, 1940 in Berlin geboren. Beginn des Medizinstudiums 1962 in Bonn und Abschluß mit dem Staatsexamen 1968. Promotion zum Doktor der Medizin Januar 1969 aufgrund einer Arbeit über den Einfluß des Untersuchers auf die vegetativen Reaktionen des Menschen. Seit der Approbation als Arzt 1970 klinische und wissenschaftliche Tätigkeit in der Medizinischen Universitäts-Klinik Bonn. Hauptarbeitsgebiet war die Nephrologie und insbesondere die Dialysetherapie. 1977 Habilitation in Bonn für Innere Medizin mit einer Arbeit über die perkutane Nierenbiopsie. Seitdem Tätigkeit als Oberarzt an der Medizinischen Klinik in Bonn.

CIP-Kurztitelaufnahme der Deutschen Bibliothek

Frotscher, Ulrich

Nephrologie: e. Einf. für Studierende u. Ärzte
Ulrich Frotscher. Mit e. Geleitw. von H. J. Dengler
Darmstadt: Steinkopff, 1978

(Uni-Taschenbücher; 788)

ISBN 978-3-7985-0504-9   ISBN 978-3-642-87581-6 (eBook)
DOI 10.1007/978-3-642-87581-6

© 1978 Springer-Verlag Berlin Heidelberg
Ursprünglich erschienen bei Dr. Dietrich Steinkopff Verlag, Darmstadt 1978

Einbandgestaltung: Alfred Krugmann, Stuttgart
Satz und Druck: Carl Winter, Darmstadt
Gebunden bei der Großbuchbinderei, Sigloch Stuttgart

Geleitwort

Das Problem kurzgefaßter Lehr- und Taschenbücher eines Fachgebietes liegt in der Stoffauswahl. Dabei besteht die Hauptgefahr darin, große Übersichtwerke proportional zu verkleinern in der Hoffnung, dann eine didaktisch ansprechende Darstellung zu erhalten. Dies gelingt in aller Regel nicht.

Der Autor dieses UTB-Taschenbuches ist der geschilderten Gefahr auch ausgezeichnet entgangen, insofern als er eindeutige Akzente gesetzt und sein Buch auch so strukturiert hat, wie es die Bedürfnisse der Praxis verlangen. Entsprechend dem banalen aber nun einmal zutreffenden Satz, daß häufige Krankheiten häufig sind, hat er die Glomerulonephritiden und die intestitiellen Nephritiden besonders ausführlich dargestellt. Andererseits ist das gesamte Krankheitsmuster nephrologischer Erkrankungen in einer knapp kommentierten „Systematik der Nierenerkrankung" dargestellt, so daß der Überblick über das Fach nicht verloren geht. Aus ihr werden auch die mannigfachen Verknüpfungen der Nephrologie zu anderen Teilgebieten der inneren Medizin und anderer Diszipline ersichtlich.

Besonderer Wert ist auf Auswahl, Technik und Bewertung nephrologischer Untersuchungsmethoden gelegt, wobei konsequent der Weg vom Symptom zur zugrunde liegenden Erkrankung beschritten wird.

Die ausführliche Darstellung der chronischen Niereninsuffizienz ist nicht nur aus den langjährigen Erfahrungen des Autors in der Haemodialysebehandlung verständlich, sie ist auch sachlich gerechtfertigt, da heute immer mehr Ärzte zahlreicher Disziplinen mit entsprechenden Patienten befaßt werden.

Die Diktion des Buches erscheint mir erfreulich präzise, eindeutig in ihrer Stellungnahme und didaktisch engagiert. Der Bezug zur Praxis ist allenthalben gewahrt, ohne daß die Wissenschaftlichkeit der Darstellung darunter litte.

Ich wünsche diesem Taschenbuch eine weite Verbreitung.

Bonn, Sommer 1978   *H. J. Dengler*

V

Vorwort

Die erheblichen Fortschritte auf dem Spezialgebiet der Nephrologie in den letzten Jahren und die damit verbundene Ausweitung diagnostischer und therapeutischer Möglichkeiten sollte in größerem Umfang bekannt gemacht und genutzt werden. In dem vorliegenden Band wird versucht, anhand von Symptomen und diagnostischen Maßnahmen eine nephrologisch orientierte Denkweise Ärzten und Studierenden aufzuzeigen. Unter Verzicht auf die Beschreibung aufwendiger Untersuchungsmethoden wird bevorzugt die notwendige Routinediagnostik dargestellt. Die beschriebenen Symptome werden an den häufigsten Nierenerkrankungen demonstriert, die mehr als 90% des nephrologischen Patientengutes umfassen. Durch die ausführliche Darstellung dieser praktisch wichtigen Erkrankungen konnte allerdings die Vielzahl der übrigen, jedoch extrem viel selteneren Nierenerkrankungen, nur tabellarisch erwähnt werden.

Abgesehen von speziellen nephrologischen Therapieformen und der Notfallsbehandlung wurde zugunsten der Diagnostik die Therapie vernachlässigt. Dies schien gerechtfertigt, da praktisch auf allen Gebieten der speziellen Therapie z. Z. keine allgemeingültige Aussage möglich ist und widersprüchliche Lehrmeinungen ausführlich hätten diskutiert werden müssen.

Letztlich soll dieser Band dem behandelnden Arzt auch noch Hinweise dafür geben, wann die eigenen diagnostischen und therapeutischen Möglichkeiten ausgeschöpft sind und der Patient in eine nephrologische Spezialabteilung überwiesen werden sollte.

Bonn, Sommer 1978

U. Frotscher

Inhalt

X

1. Struktur des Nephrons

Das Nephron ist mikroskopisch-anatomische und gleichzeitig funktionelle Baueinheit der Niere. Jede Niere besitzt über eine Million dieser Einheiten und jede Einheit ist für sich in der Lage, definitiven Harn zu bilden. Ein Nephron besteht aus Glomerulus, Tubulusapparat und Sammelrohr. Nach der anatomischen Lage und aufgrund von Funktionsunterschieden werden die Nephrone in 85 % kortikale, oberflächlich gelegene und 15 % juxtamedulläre, tiefer gelegene unterteilt (Abb. 1).

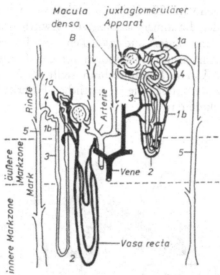

Abb. 1. Schematische Darstellung von 2 Nephronen, A einem kortikalen und B einem juxtamedullären. Die an die Bowman-Kapsel anschließenden Nephronabschnitte sind:

1. der proximale Tubulus unterteilt in
   a) Pars convoluta,
   b) Pars recta,
2. dünner Teil der Henle-Schleife,
3. dicker, aufsteigender Teil der Henle-Schleife,
4. distales Konvolut,
5. Sammelrohre.

(Nach *H. W. Smith*, 1951)

1

Das Glomerulus besteht aus 40—50 Kapillarschlingen, die aus einem gemeinsamen Vas afferens entspringen und in ein Vas efferens einmünden. Die Kapillarschlingen sind in die epithelausgekleideten *Bowman*'schen Kapsel derart eingestülpt (Abb. 2), daß sich zwischen Kapillarlumen und Kapselraum drei elektronenoptisch nachweisbare Schichten auffinden lassen (Abb. 3). Bei diesen Schichten handelt es sich um das Gefäßendothel, die kapilläre Basalmembran und das viscerale Epithel des Kapselraumes. Die Epithelzellen des visceralen Blattes besitzen weitverzweigte Zellfortsätze, die den Kapillaren aufsitzen (Podocyten). Das Kapillarendothel hat Porenöffnungen von 500—1000 Å Durchmesser. Die fibrillären Strukturen der Basalmembran zeigen Zwischenräume von 50—100 Å Durchmesser und zwischen den Fortsätzen der Podocyten befinden sich Schlitzporen mit einer Breite zwischen 250 und 300 Å. Die Basalmembran stellt somit wegen der geringsten Porengröße die eigentliche Filterbarriere für größere Moleküle dar.

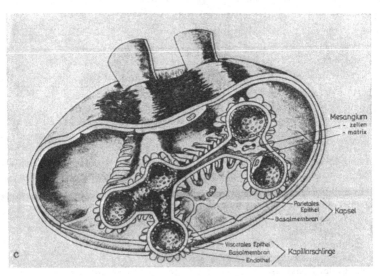

Abb. 2. Schematische Darstellung des Glomerulus (Nach *Thoenes*, 1969)

Podocyten und Basalmembran schließen sowohl die Gefäße als auch das dazwischenliegende Gewebe, das Mesangium, mit Mesangiumzellen ein (Abb. 2, 3). Das ganze Gebiet, welches die Basalmembran einschließt, wird wegen seines einheitlichen Verhaltens als „mesangialer Reaktionsraum" bezeichnet. Untersuchungen haben gezeigt, daß sich dieser Raum funktionell auch zwischen Basalmembran und Gefäßendothel fortsetzt (Abb. 3).

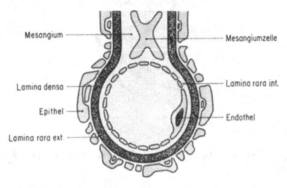

Abb. 3. Schematische Darstellung einer glomerulären Kapillarschlinge im Querschnitt.

Für die Nierenfunktion von großer Bedeutung sind weiterhin Zellgruppen, die sich in unmittelbarer räumlicher Beziehung zum Glomerulus befinden. Diese Zellen werden in ihrer Gesamtheit als „juxtaglomerulärer Apparat" bezeichnet (Abb. 4). Zu dieser Formation gehören einmal umgewandelte Muskelzellen entlang der Vasa afferentia (*Ruytter*-Zellen), denen die Reninproduktion zugeschrieben wird. Weiterhin liegen zwischen Vas afferens und efferens epitheloide Zellen, die nach dem Erstbeschreiber „*Goormaghtigh*'sche Zellen" genannt werden. Über die Funktion dieser Zellgruppe kann z. Z. noch keine sichere Aussage gemacht werden. Der Rest des juxtaglomerulären Apparates wird von einem Teil des Tubulussystems gebildet. Der Gefäßpol des Glomerulus wird von dem aufsteigenden Anteil des eigenen Tubulus berührt.

An dieser Stelle weist der Tubulus besonders differenzierte Zellen auf, die in ihrer Gesamtheit als Macula densa dem juxtaglomerulären Apparat zugeordnet werden. Über die Macula densa wird die Funktion der *Ruytter*-Zellen gesteuert.

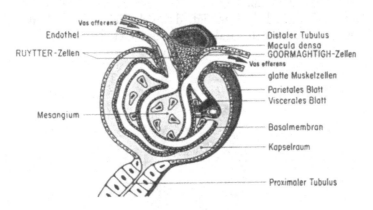

Abb. 4. Schematische Darstellung eines Glomerulus mit nur zwei Kapillarschlingen.

Das Tubulussystem des Nephron beginnt am Harnpol des Glomerulus. Dort entspringt der proximale Tubulus, der durch ein kurzes Zwischensegment mit der *Bowman*'schen Kapsel verbunden ist. In der Nachbarschaft des Glomerulus bildet der Tubulus zunächst das stark verknäuelte proximale Konvolut. Daran schließt sich die *Henlesche* Schleife an, die von der Nierenrinde ausgehend unterschiedlich tief in die Markzone eindringt und mit dem aufsteigenden Teil wieder in der Nachbarschaft des zugehörigen Glomerulus mündet. Dort schließt sich das weniger stark verknäuelte distale Konvolut und die Sammelrohre an, die in den Spitzen der Markpyramiden enden (Abb. 5).

Der Aufbau und die speziellen Gewebearten der einzelnen Bauabschnitte ermöglichen dem Nephron die drei Elementarfunktionen der Nieren wahrzunehmen; nämlich Ultrafiltration, tubuläre Sekretion und tubuläre Rückresorption.

4

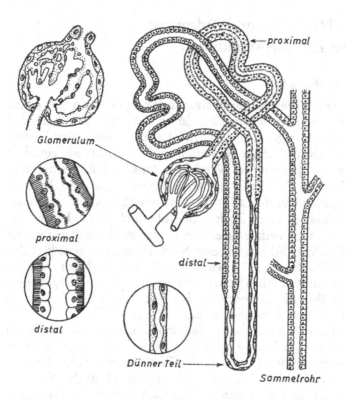

Abb. 5. Die verschiedenen Abschnitte des Nephrons (Nach *Pitts*, 1968)

2. Häufigkeit und Bedeutung der Nierenerkrankungen

2.1. Morbidität

Die Lehre von den Nierenerkrankungen ist ein sehr junges Wissensgebiet; demzufolge ist es nicht verwunderlich, daß bisher aussagekräftige epidemiologische Studien über Nierenkrankheiten fehlen. Weiterhin sind die Ergebnisse einzelner Untersuchungen dem Wandel der Aussagekraft diagnostischer Kriterien der sich in der Entwicklung befindlichen Nephrologie unterworfen. 1964 wurden etwa 8 000 angeblich gesunde Einwohner einer Stadt untersucht und in 60 Fällen eine Proteinurie nachgewiesen; ein Symptom, das mit sehr großer Wahrscheinlichkeit auf eine Nierenerkrankung zurückgeführt werden kann. 1972 wurde bei 33 000 Beschäftigten eines Chemiewerkes in 5 % der Fälle eine Proteinurie nachgewiesen. Darüber hinaus bestanden bei 5 % der Frauen und 0,3 % der Männer Hinweise auf einen Harnwegsinfekt.

Harnwegsinfektionen sind möglicherweise die häufigsten bakteriellen Infekte überhaupt. Bei Untersuchungen in einem pathologischen Institut in der Zeit von 1947—1957 konnten bei 2,4 % der Obduktionsfälle pyelonephritische Veränderungen an den Nieren nachgewiesen werden. In den letzten Jahren wird zusätzlich eine Zunahme der Pyelonephritishäufigkeit vermutet. Ob es sich dabei um eine echte Zunahme der Erkrankungshäufigkeit oder nur um die Auswirkung besserer diagnostischer Methoden handelt, ist noch unklar.

2.2. Niereninsuffizienz

Im Gegensatz zur Morbidität ist die Häufigkeit der Niereninsuffizienz in ausreichendem Umfang untersucht und dokumentiert worden. Alle diese Zahlen sind jedoch auf die Planung der Dialysekapazität zugeschnitten und geben deshalb auch keinen exakten Überblick über die Gesamtrate der Niereninsuffizienz bei der Bevölkerung. Bei Untersuchungen in Schottland 1972 über die Häufigkeit der Patienten mit

einem Serumharnstoff von über 100 mg % fand sich eine
Zunahme von 38 Patienten pro Million Einwohner und Jahr
der Bevölkerung bis zum 55. Lebensjahr. Bei der Bevölke-
rungsgruppe bis zum 65. Lebensjahr stieg diese Zahl bis auf
96 Patienten pro Million Einwohner und Jahr. Ähnliche
Untersuchungen in Irland haben eine Zunahme von
100 Patienten pro Million Einwohner und Jahr ergeben. Die
Häufigkeit der einzelnen Nierenerkrankungen bei Patienten
mit Niereninsuffizienz ist in Tab. 1 dargestellt.

Tab. 1. Ursache der Niereninsuffizienz bei 421 Patienten

Parenchymatöse Nierenerkrankungen		66,0 %
davon:		
Glomerulonephritis	43,9 %	
Pyelonephritis	26,3 %	
Nephrosklerose	11,5 %	
Cystennieren	14,7 %	
Nierenhypoplasie	2,9 %	
Nierenamyloidose	0,7 %	
Postrenale Ursachen und Nierensteine		15,7 %
Sekundäre Nierenschädigung bei:		
Diabetes mellitus, Hyperparathyreoidismus, Angiopathie, Kollagenosen		5,2 %
unbekannte Ursachen		13,1 %

Aus Tab. 1 ist ersichtlich, daß Glomerulonephritis, Pyelonephritis, Nephrosklerose und Cystennieren mehr als 90 % des
Krankengutes bedingen, welches den Nephrologen interessiert.
Die Verteilung der Nierenerkrankungen bei Patienten, die
wegen terminaler Niereninsuffizienz einer chronischen Hämodialysebehandlung unterzogen werden müssen, zeigt ein ähnliches Spektrum, allerdings mit einem noch größeren Anteil
der Glomerulonephritis. Dieser größere Anteil ist wahrscheinlich darauf zurückzuführen, daß die Glomerulonephritis in
jüngeren Jahren zur Niereninsuffizienz führt und jüngere
Patienten bevorzugt einer Dialysebehandlung unterzogen
werden.

2.3. Mortalität

Erste verbindliche Unterlagen über die Häufigkeit, mit der Patienten an Nierenkrankheiten sterben, stammen aus Dänemark. In der Zeit von 1958–1964 betrug dort die Mortalität an Nierenerkrankungen (ohne Malignome und Systemerkrankungen) ziemlich konstant um 260 pro Million Einwohner und Jahr. Dabei war in 80 % der Fälle die Urämie direkte Todesursache. In der Schweiz und in England wurden 1968 bzw. 1971 größenordnungsmäßig etwa die gleichen Zahlen wie in Dänemark ermittelt. Als zusätzliche Information wurde außerdem festgestellt, daß sich nur etwa 40 % der Todesfälle vor dem 65. Lebensjahr ereigneten. Diese Zahlen werden natürlich durch die allgemeine Ausweitung der Hämodialysetherapie in der Form verändert, daß gerade bei jüngeren urämischen Patienten der Todeszeitpunkt in ein höheres Lebensalter verlegt wird.

2.4. Sozialmedizinische Bedeutung

Da gerade die chronischen Nierenerkrankungen selten von gravierenden klinischen oder subjektiven Symptomen begleitet werden, tritt eine Erwerbsunfähigkeit oder Frühberentung aufgrund einer Nierenerkrankung meist erst dann ein, wenn es zu einer höhergradigen Niereninsuffizienz gekommen ist. Man kann davon ausgehen, daß dies in der Bundesrepublik Deutschland bei etwa 3 000 Patienten jährlich der Fall ist. Aber auch unter Berücksichtigung der Tatsache, daß bei ca. 2 500 Patienten pro Jahr mit der sehr kostenintensiven Dialysetherapie begonnen werden müßte, erscheint die sozialmedizinische Bedeutung der Nierenkrankheiten doch deutlich geringer zu sein im Vergleich zu den Lungen- oder Herz-Kreislauferkrankungen. Da jedoch jede Nierenerkrankung in jedem Stadium einen Bluthochdruck mit Auswirkung auf Herz und Gefäße verursachen kann, ist die Bedeutung dieser Krankheitsgruppe heute noch gar nicht in vollem Umfang abzuschätzen.

3. Systematik der Nierenerkrankungen

3.1. Glomerulonephritiden

3.1.1. Akute poststreptokokken Glomerulonephritis

Proteinurie, Hämaturie, evtl. Nierenversagen mit Azotämie. Gute Prognose.

3.1.2. Rapid progressive Glomerulonephritis

Proteinurie, Hämaturie, meist Hypertonie und akutes irreversibles Nierenversagen. Prognose: schlecht.

3.1.3. Minimalglomerulonephritis

Meist bei Kindern oder Jugendlichen. Mikrohämaturie, Proteinurie oder Nephrotisches Syndrom. Keine wesentliche Nierenfunktionseinschränkung oder Hypertonie.

3.1.4. Proliferative Glomerulonephritis

Proteinurie, Mikrohämaturie; meist Hypertonie. Prognose und Verlauf abhängig von der Art der histologischen Veränderungen und der immunhistologischen Phänomene.

3.1.5. Sklerosierende Glomerulonephritis

Mikrohämaturie, Proteinurie, meist Hypertonie und zunehmende Niereninsuffizienz. Meist therapieresistent.

3.1.6. Membranöse Glomerulonephritis

Meist mit nephrotischem Syndrom und zunehmender Niereninsuffizienz.

3.2. Interstitielle Nephritiden

3.2.1. Balkan-Nephropathie

Interstitielle Nephritis mit Schrumpfnierenbildung. Frühzeitige Anämie und geringe Proteinurie bis maximal 2 g/die.

3.2.2. Phenacetin-Nephritis

Chronisch interstitielle Nephritis mit Mikrohämaturie und Niereninsuffizienz nach Analgetikaabusus. Papillennekrosen, Anämie.

3.2.3. Akute Pyelonephritis
Akute Entzündungszeichen, Dysurie, Pollakisurie, Bakteriurie, Pyurie. Komplikationen durch Nierenabszesse und Urosepsis.

3.2.4. Chronische Pyelonephritis
Leucozyturie, geringe Mikrohämaturie und Proteinurie. Schrumpfnierenbildung. Häufig akute Schübe.

3.3. Toxische Nephritis
Nach Art der Intoxikation:
Mikrohämaturie, Proteinurie, Oligo-Anurie.
Beginn der Selbstheilung nach 10–14 Tagen. Besonders ausgeprägte Symptome nach organischen Lösungsmitteln, Glycolen und einigen sog. nephrotoxischen Medikamenten. Insbesondere nach Quecksilbersalzen, Penicillimin- und Goldtherapie Symptome wie chronische Glomerulonephritis meist mit nephrotischem Syndrom. Besonders häufig Hypertonus bei Bleischrumpfniere und Bestrahlungsnephritis.

3.4. Gefäßerkrankungen der Niere
3.4.1. Primäre maligne Nephrosklerose
Akute nekrotisierende Angiitis der intrarenalen Gefäße mit akutem Nierenversagen, Hypertonie, hämolytischer Anämie, Fragmentozytennachweis und Verbrauchskoagulopathie.

3.4.2. Sekundäre Nephrosklerose
3.4.2.1. benigne Form
3.4.2.2. maligne Form
Intrarenale Gefäßschädigung als Bluthochdruckfolge. Meist Mikrohämaturie und geringe Proteinurie.
Zunehmende Niereninsuffizienz.

3.4.3. Nierenvenenthrombose
Proteinurie und evtl. Nephrotisches Syndrom. Je nach Ausmaß der Infarzierung auch Niereninsuffizienz.

3.4.4. Akuter Nierenarterienverschluß

3.4.4.1. Nierenarterienembolie

3.4.4.2. Nierenarterienthrombose

Einseitige, meist akute Nierenschmerzen. Einseitig stumme Nieren. Oft Oligurie.

3.4.5. Nierenarterienstenose

3.4.5.1. Fibromuskuläre Dysplasie

3.4.5.2. Arteriosklerotisch-atheromatöse Wandveränderungen

Oft Hypertonie und einseitige Nierenfunktionseinschränkung. Stenosegeräusch über der betroffenen Arterie.

3.5. Primäre hereditäre Tubulopathien

3.5.1. Idiopatische tubuläre Azidose
(Lighwood-Butler-Albright-Syndrom)

Nephrokalzinose, Nephrolithiasis, Proteinurie, verminderte Ammoniakausscheidung, Urin-pH konstant unter 5,5. Hyperchlorämische Azidose, Hyper- oder Hypophosphatämie bei normalem Serumkalziumspiegel. Rachitissymptome.

3.5.2. Diabetes insipidus renalis

Auftreten direkt nach der Geburt mit pitressinresistenter Polydipsie und Polyurie mit Isosthenurie. Hypernatriämie bei hyperosmolarer Dehydratation.

3.5.3. Pseudohyperparathyreoidismus

Hypokalzämie und Hyperphosphatämie mit Weichteilverkalkungen und Katarakt. Kleinwuchs mit Bradymetakarpie und Oligophrenie.
Ellsworth-Howard-Test: negativ.

3.5.4. Idiopatische Hyperkalzurie

Nephrolithiasis bei gesteigerter intestinaler Kalziumresorption und verminderter Kalziumausscheidung im Stuhl.

3.5.5. De Toni-Debré-Fanconi-Syndrom

Generalisierte Aminoazidurie, renale Glucosurie, Hypokaliämie, Hyperkalzurie mit Nephrosklerose und Nephrolithiasis. Gesteigerte Uratclearance mit Hypouricämie. Renaler Bikarbonatverlust mit renaler Azidose. Vitamin-D resistente Rachitis.

3.5.6. Renale Glucosurie
(Renaler Diabetes Mellitus)

Glucosurie von 10—100 g/die bei Hypoglucämie durch verminderte tubuläre Glucoserückresorption.

3.5.7. Cystinurie

Gesteigerte Cystin- und Leucinausscheidung im Urin mit Nephrolithiasis. Cystinablagerung in der Cornea.

3.5.8. Renale Phosphaturie
(Phosphatdiabetes)

Gesteigerte Phosphatausscheidung und Hypophosphatämie mit rachitischen Knochenveränderungen bei Vitamin D-Resistenz.

3.5.9. Glycinurie

Konstant gesteigerte, isolierte Glycinurie mit Vitamin D resistenter Rachitis und Oxalatsteinbildung.

3.5.10. Pseudohypoaldosteronismus
(Salzdiabetes)

Salzverlustsyndrom beim Säugling. Hypochlorämie, Hyponatriämie und Hyperkaliämie. Gesteigerte Urinausscheidung von Tetrahydroaldosteron.

3.6. Sekundäre Tubulopathien bei hereditären Stoffwechselerkrankungen

3.6.1. Gicht

Hyperuricämie, Nephrolithiasis, tubuläre Insuffizienz, Proteinurie und Mikrohämaturie. Verminderte Harnsäureausscheidung im Urin. Komplikationen durch Niereninsuffizienz und Hypertonie.

3.6.2. Cystinose

Temporäre, generalisierte Aminoazidurie mit Glucosurie und

Proteinurie bei Polyurie. Vitamin D resistente Rachitis. Erhöhtes Serumcystin bei verminderter Konzentration der anderen Aminosäuren. Hypokaliämie, Hypophosphatämie und metabolische Azidose. Meist Niereninsuffizienz bis zur Urämie.

3.6.3. Xanthinurie

Nephrolithiasis. Xanthin im Plasma und im Urin vermehrt bei fehlender Harnsäureausscheidung im Urin.

3.6.4. Oculo-cerebro-renales Syndrom
(Lowe-Syndrom)

Generalisierte Aminoazidurie. Hyperchlorämische Azidose durch renalen Bikarbonatverlust mit azidotischen Krisen. Gesteigerte Phosphatclearance. Rachitiszeichen. Linsenkatarakt und evtl. Glaukombildung. Psychomotorischer Entwicklungsrückstand.

3.6.5. Hartnupsche Krankheit

Generalisierte Aminoazidurie bis zum 10fachen der Norm. Vermehrte Indikanausscheidung im Urin. Pellagraartige Photodermatose und intermittierendes Auftreten von Ataxie, Halluzinationen, Nystagmus und Doppelbilder.

3.6.6. Hepato-lenticuläre Degeneration
(Wilson'sche Krankheit)

Generalisierte Aminoazidurie und andere tubuläre Symptome je nach Grad der toxischen (Kupfer-) Schädigung der Nieren.

3.6.7. Oxalose

Gesteigerte Oxalsäureausscheidung im Urin, Nephrocalzinose, Nephrolithiasis und Kalziumoxalatablagerung in allen Organen mit typischer Kristallbildung in Knochenmark und Nierengewebe. Meist frühzeitige Urämie.

3.7. Weitere hereditäre Nierenerkrankungen

3.7.1. Cystennieren

Oft mit Zystenleber und Zystenpankreas kombiniert. Mikro-

und Makrohämaturie. Zunehmende Vergrößerung der Zysten bis zur terminalen Niereninsuffizienz. Komplikationen durch Pyelonephritis.

3.7.2. Familiäres nephrotisches Syndrom

Beginn der Erkrankung im ersten Lebensjahr und auffällige familiäre Häufung bei allerdings unterschiedlichen histologischen Veränderungen der Glomerula.

3.7.3. Alport Syndrom

Familiäre Innenohrschwerhörigkeit mit Mikrohämaturie und uneinheitlichen histologischen Nierenveränderungen im Sinne einer chronischen Glomerulonephritis oder interstitiellen Nephritis.

3.8. Niere bei Stoffwechselstörungen

3.8.1. Hyperparathyreoidismus

Nephrokalzinose, Nephrolithiasis, Mikrohämaturie und fortschreitende Niereninsuffizienz.

3.8.2. Amyloidose

3.8.2.1. Primäre Nierenamyloidose

3.8.2.2. Sekundäre Nierenamyloidose bei verschiedenen Grunderkrankungen als Begleitamyloidose.

Proteinurie und in 40 % der Fälle nephrotisches Syndrom. Meist renaler Diabetes insipidus. Oft progressive Niereninsuffizienz.

3.8.3. Fabry'sche Erkrankung

Enzymdefekt mit cerebraler Symptomatik und schaumigen Fettablagerungen in den Epithelzellen der Glomerula und Tubuli sowie in der Media den intrarenalen Arterien. Oft zunehmende Niereninsuffizienz.

3.8.4. Hepato-renales Syndrom

Nicht einheitlich charakterisiertes Krankheitsbild bei Patienten mit dekompensierter Lebererkrankung. Hypokaliämie,

Natriumretention, Oligurie und Azotämie bei meist reversiblem akuten Nierenversagen.

3.8.5. Diabetische Glomerulopathie

Noduläre, interkapilläre Glomerulosklerose mit Mikrohämaturie und Proteinurie bis zum nephrotischen Syndrom. Meist durch Pyelonephritiden kompliziert. Kann auch schon bei latentem Diabetes mellitus vorkommen.

3.8.6. Gicht

s. hereditäre Stoffwechselerkrankungen

3.9. Niere bei Systemerkrankungen

3.9.1. Sarkoidose

(Morbus Boeck)
Nierenbeteiligung bei etwa 20 % der Fälle. Drei Formen der Nierenveränderungen sind möglich:

3.9.1.1. Nephrosklerose

3.9.1.2. Spezifische granulomatöse Veränderungen

3.9.1.3. Nephrokalzinose bei Hyperkalzämie

3.9.2. Periarteriitis (Panarteriitis) nodosa

Symptome wie bei renaler Ischämie bis zum Niereninfarkt mit Flankenschmerzen, Hämaturie, Hypertonie und Niereninsuffizienz. Bei akuten Schüben der Grunderkrankung ist ein akutes Nierenversagen möglich.

3.9.3. Lupus erythematodes

Nierenbeteiligung in 60—80 % der Fälle. Histologische Veränderungen und klinische Symptome wie bei chronischer Glomerulonephritis, evtl. mit nephrotischem Syndrom. Möglich sind weiterhin akutes Nierenversagen und chronische Azotämie.

3.9.4. Dermatomyositis

Proteinurie und Mikrohämaturie; häufig Niereninsuffizienz.

15

3.9.5. Progressive Sklerodermie

Nierenbeteiligung in etwa 8 % der Fälle. Symptome wie bei maligner Nephrosklerose mit Mikrohämaturie, Proteinurie und Hypertonie. Rasche Entwicklung einer terminalen Niereninsuffizienz.

3.9.6. Primär chronische Polyarthritis

Nierenbeteiligung in etwa 3,5 % der Fälle. Nierenamyloidose; selten Azotämie.

3.9.7. Wegener'sche Granulomatose

Schleimhautulzerationen der Atemwege mit purulenter Rhinitis, Sinusitis, Lungeninfiltrationen und Pleuritis. Klinische und histologische Symptome wie nekrotisierende Glomerulonephritis.

3.9.8. Goodpasture Syndrom

Akutes Nierenversagen mit Hämoptysen. Renale Symptome und histologischer Befund wie rapid progressive (nekrotisierende) Glomerulonephritis.

3.10. Niere bei Infektionskrankheiten

3.10.1. Nierentuberkulose

Symptome wie chronische Pyelonephritis; oft mit dieser kombiniert. Leukozyturie, Mikrohämaturie; später vornehmlich tubuläre Funktionsstörung. Nachweis säurefester Stäbchen im Urin.

3.10.2. Endokarditis lenta

Nierenbeteiligung in 40—50 % der Fälle. Symptome entsprechend den histologischen Veränderungen:

3.10.2.1. Löhlein'sche Herdnephritis

3.10.2.2. Interstitielle Nephritis

3.10.2.3. Diffuse Glomerulonephritis

3.10.3. Infektiöse Mononukleose

Nierenbeteiligung in etwa 10 % der Fälle. Diffuse, uncharakteristische Nephritis mit Proteinurie, Gesichtsödemen, Hypertonie und evtl. Makrohämaturie.

3.10.4. Erysipel

Nierenbeteiligung in etwa 30 % der Fälle. Histologisches Bild als diffuse, uncharakteristische Nephritis oder chronische Glomerulonephritis mit Proteinurie und gelegentlich Hypertonie.

3.10.5. Lues

Besonders im 2. Stadium glomeruläre Veränderungen mit Proteinurie und gelegentlich mit nephrotisches Syndrom.

3.10.6. Diphterie

Diffuse, uncharakteristische Nephritis oder diffuse, chronische Glomerulonephritis, gelegentlich mit Hypertonie und nephrotischem Syndrom.

3.10.7. Typhus abdominalis

Selten mit Zeichen einer chronischen Glomerulonephritis; häufiger als sog. „Pyelonephritis-Zystitis Typhosa".

3.10.8. Cholera, Ruhr

Nur extrarenales Nierenversagen

3.10.9. Brucellosen

Symptome je nach Art der Nierenveränderungen:
3.10.9.1. Unspezifische Proteinurie
3.10.9.2. Spezifische Pyelonephritis
3.10.9.3. Diffuse Glomerulonephritis, gelegentlich mit nephrotischem Syndrom und Azotämie

3.10.10. Malaria

Nierenbeteiligung besonders häufig bei Malaria quartana. Histologische Veränderungen und klinische Symptome wie chronische Glomerulonephritis mit Proteinurie und zuweilen mit nephrotischem Syndrom.

3.10.11. Fleckfieber

Nierenbeteiligung in etwa 25 % der Fälle. Nierenveränderungen und Symptomatologie, wie chronische Glomerulonephritis.

3.10.12. Leptospirosen

Nierenbeteiligung bei l. ikterohaemorrhagica (*M. Weil*) in etwa 75% der Fälle. Meist interstitielle Nephritis mit Glucosurie und Urämie.

3.11. Niere bei Blutkrankheiten

3.11.1. Sichelzellanämie

Isostenurie, Makrohämaturie und medulläre Papillennekrosen. Selten nephrotischen Syndrom.

3.11.2. Thrombocytopenische Mikroangiopathie (Moschcowitz)

Fibrinoide Nekrosen und obturierende Thromben auch der intrarenalen Gefäße meist mit Urämie.

3.11.3. Hämoblastosen

Nierenbeteiligung je nach Art der Grunderkrankung zwischen 40 und 70% der Fälle. Hämaturie, Proteinurie, Flankenschmerzen und zuweilen Priapismus durch leukämische Infiltrate in den Nieren. Bei stärkerem Befall Niereninsuffizienz bis zur Urämie.

3.11.4. Purpura Schönlein-Henoch

Nierenbeteiligung bei etwa 30% der Fälle. Histologische Veränderungen und klinische Symptomatologie wie chronische Glomerulonephritis.

3.11.5. Polyzytämia vera

Nierenvenenthrombosen möglich. Hämodynamisch bedingte Nierenfunktionseinschränkung. Effektiver Plasmastrom deutlich vermindert.

3.12. Niere bei Paraproteinämie

3.12.1. Myelom

Nierenbeteiligung in etwa 80% der Fälle. Paraproteinurie, Polyurie. Rezidivierendes akutes Nierenversagen oder chronische Niereninsuffizienz. Nierenamyloidose möglich. Bei Hyperkalzämie oft Nephrokalzinose.

3.12.2. Makroglobulinämie (M. Waldenström)

Nierenbeteiligung viel seltener als bei Myelom. Interstitielle Nephritis und zuweilen auch Nierenamyloidose.

4. Spezielle nephrologische Untersuchungsmethoden

4.1. Nephrologische Gesichtspunkte bei der klinischen Untersuchung

Bei jeder Untersuchung sollte der Blutdruck gemessen werden. Der Ruheblutdruck ist nach 10 Min. Ruhe in liegender Stellung erreicht. Bei festgestellter Hypertonie müssen die Blutdruckwerte an beiden Oberarmen und an beiden Oberschenkeln bestimmt werden. Werden in der Anamnese hypertone Blutdruckwerte angegeben oder bei der Untersuchung eine Hypertonie festgestellt, so sollte die klinische Untersuchung auch die Beurteilung des Augenhintergrundes beinhalten.

Die Nierenlager sind auf Klopf- bzw. Druckempfindlichkeit hin zu untersuchen; Erschütterungsschmerz ist eher für eine akute bakterielle Entzündung der Nieren und nicht für Beschwerden charakteristisch, die durch Wirbelsäulenveränderungen hervorgerufen werden. Rückenschmerzen bei Lagewechsel kommen bei ren mobilis vor. In jedem Fall sind die Nieren sorgfältig zu palpieren, da Zystennieren und größere Nierentumoren fast immer gut tastbar sind.

Die Auskultation der Nierengegend sollte von ventral als auch von dorsal erfolgen. Nierenarterienstenosen oder auch intrarenale arteriovenöse Fisteln sind auf diese Art leicht feststellbar.

Ödeme sind ein häufiges Symptom bei Nierenkranken. Renal bedingte Ödeme zeigen sich am ehesten an den Augenlidern, später im ganzen Gesicht und an den Handrücken. Ödeme der abhängigen Teile treten bei Herzinsuffizienz und bei allgemeiner Überwässerung auf.

Der Hydratationszustand kann am ehesten an der Haut beurteilt werden. Eine angehobene Hautfalte, die stehen bleibt spricht für eine Dehydratation. Noch aussagekräftiger ist der Füllungszustand der Venen. Wenn bei flach liegenden Patienten die Vena jugularis deutlich sichtbar wird, so liegt sicher keine extrazelluläre Dehydratation vor. Dieses Zeichen ist jedoch nicht mehr bei einer oberen Einflußstauung verwertbar, die z. B. auf dem Boden einer Herz- bzw. Schilddrüsenerkrankung oder einer Herzbeuteltamponade entstehen kann.

4.2. Methoden der Urinprobengewinnung

4.2.1. Spontanurin

Der sog. Spontanurin sollte heute nicht mehr für Analysen herangezogen werden, da die Streuung der Ergebnisse durch Verunreinigungen zu groß ist.

4.2.2. Mittelstrahlurin

Diese Technik stellt die Methode der Wahl bei der Routineuntersuchung ambulanter Patienten dar. Nach Reinigung und Desinfektion der Harnröhrenmündung wird der erste Teil des Urins verworfen und das Probengefäß mit dem mittleren Anteil des Harnstrahls gefüllt. Urinsedimentuntersuchungen müssen sofort nach der Abnahme erfolgen. Der Mittelstrahlurin enthält jedoch möglicherweise auch Bestandteile, die aus der Prostata oder aus der Harnröhre stammen.

4.2.3. Katheterurin

Die Uringewinnung durch Blasenkatheterismus sollte nur ganz speziellen Fällen vorbehalten bleiben, da das Risiko der Keimeinschleppung nicht unerheblich ist. Der Katheterismus hat in jedem Fall unter streng sterilen Kautelen zu erfolgen. Mit dieser Methode wird unter Umgehung der Harnröhre relativ sicher Blasenurin gewonnen.

4.2.4. Suprapubische Blasenpunktion

Die suprapubische Blasenpunktion ist die Methode der Wahl, wenn sicher Blasenurin gewonnen werden soll. Die Methode ist, im Gegensatz zum Blasenkatheterismus, risikoarm und für die Patienten weniger unangenehm. Die Punktionstechnik ist einfach und bei ambulanten Patienten durchführbar. Die Punktion wird bei gefüllter Harnblase ohne Anästhesie durchgeführt. In der Regel ist eine Spritze mit handelsüblicher Einwegkanüle Nr. 1 ausreichend. Nur bei extremer Adipositas muß die Punktion mit einer Spinalnadel ausgeführt werden. Nach Desinfektion der Punktionsstelle wird die Nadel direkt über der Symphyse in der linea alba beim liegenden Patienten nach dorsal und kranial vorgeschoben. Bei gefüllter Blase gelingt die Urinaspiration praktisch immer. Lediglich bei bestehender Polakisurie kann nicht ausreichend viel Urin in der Blase angesammelt werden, so daß bei entsprechender Indikation in diesen Fällen Blasenurin nur mittels Katheterismus gewonnen werden kann.

4.2.5. 24-Stunden-Urin

Für die quantitative Bestimmung verschiedener Urinbestandteile, wie z. B. Elektrolyte, Eiweiß, Hormone etc., ist das Sammeln des Urins über 24 Stunden erforderlich. Der Urin soll in einem sauberen, abdeckbaren Gefäß gesammelt werden. Soll der Kontakt mit Sauerstoff oder eine Verkeimung verhindert werden, so kann der Patient den Urin unter flüssigem Paraffin sammeln.

Die Vollständigkeit des Sammelurins, insbesondere bei Hormonuntersuchungen, kann durch die Kreatininkonzentration kontrolliert werden. Im Allgemeinen werden 0,8 bis 1,5 g Kreatinin/die ausgeschieden.

4.3. Urinuntersuchungen

4.3.1 Inspektion

Heller Urin weist auf ein geringes spezifisches Gewicht hin. Ist der Morgenurin hell, so spricht dies für eine chronische Niereninsuffizienz.

Rotfärbung kann durch Blutbeimengungen, Medikamente (z. B. Pyridium®) oder alimentär (z. B. rote Rüben) hervorgerufen werden. Rotfärbung erst nach längerem Stehen ist ein Hinweis auf eine Porphyrie.

Trübungen kommen bei Harnwegsinfekten und bei Ausfällungen von Stoffwechselendprodukten (Harnsäure) oder von Salzen vor.

22

Stark schäumender Urin ist ein dringender Hinweis auf eine nicht unerhebliche Proteinurie.

4.3.2. Geruch

Alter Urin riecht nach Ammoniak durch bakterielle Zersetzung von Harnstoff. *Ammoniakgeruch* frischen Urins liefert einen Hinweis auf eine Harnwegsinfektion. *Azetongeruch* ist beim Diabetiker und bei hungernden Patienten zu finden. *Merkaptangeruch* tritt nach dem Genuß von Spargel auf.

4.3.3. Urinmenge

Die Urinmenge hängt von der Flüssigkeitsbilanz und von der Menge auszuscheidender Substanzen ab. Die durchschnittliche Harnmenge beträgt etwa 1 500 ml/24 Std. Extrerenale Flüssigkeitsverluste oder Flüssigkeitszufuhr können die Urinmenge erheblich beeinflussen. Harnmengen unter 500 und über 3 000 ml/die sind unter extremen Bedingungen noch physiologisch. Unabhängig von der Flüssigkeitszufuhr ist die Diurese nachts geringer als tagsüber. Eine regelmäßige Nycturie spricht für eine Herz- oder Nierenerkrankung. Eine andauernde Polyurie kann durch eine Polydipsie, durch einen Diabetes mellitus, Diabetes insipidus oder einen Hyperparathyreoidismus bedingt sein.

4.3.4. Reaktion des Urins

Bedingt durch die Korrekturmöglichkeit der Nieren im Säure-Basen-Haushalt schwankt der Urin-pH-Wert in weiten Grenzen zwischen pH 4,4 und 9,0. Im Mittel liegt der Wert jedoch etwa bei pH 6,3. Eiweißreiche Kost verschiebt die Urinreaktion zur sauren und Pflanzennahrung zur alkalischen Seite hin. Fieber und Eiweiß-(Tumor)zerfall bewirken ebenfalls einen deutlich sauren Urin-pH-Wert. Bakterien im Urin können durch Urease Ammoniumsalze bilden und damit das Urin-pH zur alkalischen Seite hin verändern.

Die orientierende Messung des Urin-pH kann mit Hilfe von Indikatorpapier erfolgen, wie dies in der Praxis oder zur Kontrolle einer alkalisierenden Therapie üblich ist. Zur exakten pH-Bestimmung, z. B. beim Säurebelastungstest zur Diagnostik einer tubulären Azidose, sollte nur frischer oder unter Paraffinöl gesammelter Urin verwendet und ein pH-Meter benutzt werden.

4.3.5. Urinkonzentration

Das spezifische Gewicht des Urins schwankt zwischen 1001 und 1035 und liegt üblicherweise zwischen 1015 und 1025. Die zur Messung benutzten Urometer sind normalerweise auf 15° C Urintemperatur geeicht, so daß der gemessene Wert für jede 3° C Temperaturunterschied um eine Einheit korrigiert werden muß. Weitere Meßfehler können durch Zucker, Eiweiß, Röntgenkontrastmittel etc. im Urin bedingt sein. Sehr viel genauer, weniger störanfällig und damit aussagekräftiger ist die kryoskopische Bestimmung der Urinosmolarität.

Es gibt mehrere Methoden, um aus der Urindichte auf die Nierenfunktion zu schließen. Diese Verfahren sind jedoch so ungenau, daß sie keine wesentliche klinische Bedeutung erlangt oder klassische Nierenfunktionsproben verdrängt haben.

Klinische Bedeutung hat die Bestimmung der maximalen Urinkonzentration im *Durstversuch* erlangt. Nach 14 Stunden Dursten steigt das spezifische Gewicht beim Gesunden bis 1026 an. Dies entspricht etwa 800 mosmol/kg. Eine sichere Einschränkung der Konzentrationsfähigkeit liegt bei einem maximal erreichten spezifischen Gewicht von weniger als 1 022 oder 500 mosmol/kg vor. Bei mangelnder Eiweiß- oder zu geringer Kochsalzzufuhr an den Vortagen wird der Gesunde beim Durstversuch das geforderte spezifische Gewicht jedoch auch nicht erreichen.

Um einige Störfaktoren des Durstversuches auszuschalten, wird bei pathologischem Ausfall sofort anschließend 5 E Pitressintannat i. m. verabreicht und die Urindichte untersucht. Bei diesem *Vasopressin-Test* steigt das spezifische Gewicht nicht ganz so hoch wie nach langdauerndem Dursten.

4.3.6. Urinbestandteile

Nicht nur beim Diabetes millitus, sondern auch bei tubulärer Insuffizienz der Nieren kann *Glucose* nachgewiesen werden. Eine Glucosurie bei normalem Blutzuckerwert spricht für eine tubuläre Insuffizienz. Bei stärkerer Einschränkung der Nierenfunktion kann bei diesem sog. renalen Diabetes mellitus auch der Glucose-Belastungstest pathologische ausfallen. Für die Routinediagnostik ist die Urinzuckerbestimmung mittels Teststreifen ausreichend.

Blut im Urin wird routinemäßig mit Hilfe der Benzidinprobe nachgewiesen. Hämoglobin läßt sich ebenfalls sehr schnell durch Teststreifen (Sangur-Test®) feststellen.

Der quantitative Nachweis von Aminosäuren, Natrium, Kalium, Phosphat, Ammoniak und der titrierbaren Azidität bleibt speziellen Indikationen in den nephrologischen Zentren vorbehalten. Leichter durchführbar ist die semiquantitative Kalziumprobe nach *Sulkowitsch* im Urin. Zunehmende Bedeutung hat die p-Aminophenol-Bestimmung im Urin erlangt. Mit dem Nachweis des N-Acetyl-p-Aminophenols (NAPAP) und seiner Konjugate werden die Hauptmetabolite des Phenacetins erfaßt. Zur Entdeckung eines Phenacetinabusus hat dieses Verfahren in der Routinediagnostik in vielen Kliniken Eingang gefunden.

4.4. Proteinurie

Eine Eiweißausscheidung im Urin spricht mit hoher Wahrscheinlichkeit für eine ernstzunehmende Nierenerkrankung. Aus diesem Grund sollte der Urin immer auf das Vorliegen einer Proteinurie hin untersucht werden.

Die einfachste Untersuchungsmethode ist der semiquantitative Nachweis mit *Teststreifen.* Eine Proteinurie bis 150 mg/die ist physiologisch; diese kann jedoch bei Benutzung der Teststreifen eine schwach positive Reaktion anzeigen. Bei stark alkalischem Urin werden mit den Teststreifen meist falsch positive Ergebnisse erzielt.

Die Kochprobe mit Essigsäure *(Essigsäurekochprobe)* ist lediglich ein qualitativer, allerdings sehr empfindlicher Test. Er wird durch eine Anzahl von Medikamenten gestört, wie z. B. Antidiabetika, Salizylsäure oder auch Blut.

Heute wird noch häufig die Nachweismethode nach *Esbach* angewandt. Es handelt sich hierbei lediglich um eine semi-quantitative Methode, die dem Teststreifen nicht überlegen ist. Weiterhin ist diese Methode außerordentlich störanfällig durch Medikamentenmetabolite von Antidiabetika, Antibiotika etc.

Sehr zuverlässig ist die quantitative Eiweißbestimmung im Urin mit Hilfe der *Biuretreaktion* oder nach der Methode von *Kjeldahl*. Die quantitative Urineiweißbestimmung sollte nur im 24-Stunden-Urin erfolgen.

Liegt nun eine Proteinurie vor und ist sie quantitativ bestimmt, so kann eine Urinproteinanalyse durchgeführt werden.

4.4.1. *Möglichkeiten der Differenzierung einer Proteinurie*

Einem positiven qualitativen Eiweißnachweis im Urin sollte die quantitative Bestimmung nach *Kjeldahl* oder mit Hilfe der Biuretreaktion folgen. Die weitere Differenzierung der Urineiweißkörper ist nur in speziell dafür ausgerichteten Laboratorien möglich.

Zunächst einmal besteht die Möglichkeit, mit Hilfe der Elektrophorese die Urinproteine aufzutrennen. Dieses Verfahren wird wegen der geringen Aussagekraft nur selten angewandt. Die Immunelektrophorese stellt eine Kombination immunologischer und elektrophoretischer Nachweismethoden dar. Sie dient insbesondere zur Differenzierung von Paraproteinen. Die Clearance einzelner definierter Plasmaproteine kann durch die quantitative Immundiffusion bestimmt werden. Zuletzt kann eine Zuordnung der Proteine nach dem Molekulargewicht erfolgen.

Insbesondere bei Kindern ist zur Abklärung einer Nierenerkrankung oft die quantitative Bestimmung der Aminosäuren im Urin erforderlich.

4.4.2. *Klinische Einteilung der Proteinurie*

4.4.2.1. Physiologische Proteinurie

Die physiologische Proteinurie ist lediglich nach der Quantität definiert. Je nach Bestimmungsmethode wird eine Proteinurie von 30—100 mg/24 h noch als normal angesehen. Zusätzlich läßt sich heute die physiologische Proteinurie auch durch die Proteinzusammensetzung definieren.

4.4.2.2. Passagere Proteinurie

Die passagere Proteinurie tritt nach Nierentraumen (auch geringen), nach epileptiformen Krämpfen, körperlichen Anstrengungen, Koliken etc. auf. Die Eiweißausscheidung beträgt in diesen Fällen mehr als 0,5 g/24 h. Zu den passageren Proteinurien ist die febrile Proteinurie zu zählen, die als unspezifisches, renales Symptom alle fieberhaften Erkrankungen begleiten kann.

4.4.2.3. Stauungsproteinurie

Die Stauungsproteinurie tritt bei venöser Blutstauung der Nieren (auch einer Niere) auf. Sie wird besonders bei Nierenvenenthrombosen und bei der Herzinsuffizienz beobachtet. In der Regel überschreitet die Stauungsproteinurie nicht die Grenze von 1,0 g/24 h.

4.4.2.4. Orthostatische Proteinurie

Während der Morgenurin proteinfrei ist, werden bei Fällen von orthostatischer Proteinurie im Laufe des Tages geringe Eiweißmengen im Urin gefunden. Es handelt sich bei diesen Patienten meist um Kinder oder Jugendliche mit asthenischem Habitus. Die Genese ist unklar. In jedem Fall darf die Diagnose einer orthostatischen Proteinurie nur dann gestellt werden, wenn neben dem typischen Vorkommen eine Nierenparenchymerkrankung mit Sicherheit ausgeschlossen worden ist.

4.4.2.5. Große Proteinurie

Eine Eiweißausscheidung von mehr als 2 g/24 h wird als große Proteinurie bezeichnet und kommt überwiegend bei glomerulären Nierenerkrankungen vor. Daneben tritt dies jedoch auch bei Amyloidose, diabetischer Glomerulosklerose, Myelomniere oder Intoxikationen mit Schwermetallen, Phenylbutazon, Penicillamin u. a. auf.

4.4.3. Ätiologische Einteilung der Proteinurie

4.4.3.1. Glomeruläre Proteinurie

Bei dieser Form der Proteinurie finden sich im Urin Eiweißkörper mit einem Molekulargewicht von 65 000. Die Ursache liegt in einer gesteigerten glomerulären Permeabilität, so daß durch erhöhte Proteinkonzentration im Primärharn die tubuläre Rückresorptionskapazität überfordert wird. Je nach Art der glomerulären Schädigung werden nur kleinere Eiweißmoleküle (Transferrin, Albumin) ausgeschieden (selektive Proteinurie) oder es werden auch größere Serumproteine (Gamma-Globuline) im Urin nachgewiesen (unselektive Proteinurie). Die glomeruläre Proteinurie ist von der Serumproteinkonzentration abhängig. Nach den Clearancegesetzen nimmt die Eiweißausscheidung mit zunehmender Hypoproteinämie ab. Andererseits kann durch Albuminsubstitution die Proteinurie erheblich gesteigert werden. Die Erhöhung des Serumalbumins auf über 70 mg/ml führt auch beim Nierengesunden zur Proteinurie.

4.4.3.2. Tubuläre Proteinurie

Bei der tubulären Proteinurie werden vornehmlich niedermolekulare Proteine im Urin gefunden. Das Molekulargewicht dieser Eiweißkörper bewegt sich zwischen 10 000 und 60 000. Die Ursache liegt in einer Störung der tubulären Resorption normalerweise glomerulär filtrierter Proteine. Die tubuläre Proteinurie findet sich vornehmlich bei toxischen Tubulusschädigungen, bei entzündlichen Prozessen wie der Pyelonephritis und beim akuten Nierenversagen.

4.4.3.3. Nephrogene Proteinurie

Als nephrogene Proteinurie wird die Ausscheidung von Eiweißen bezeichnet, die aufgrund von Gewebeuntergang aus dem Nierenparenchym selbst stammen.

4.4.3.4. Postrenale Proteinurie

Die postrenale Proteinurie entsteht durch die lokale Produktion von Immunglobulinen bei Harnwegsinfektionen.

Weiterhin kommt sie als Exsudation von Tumoren oder bei Blutungen aus den ableitenden Harnwegen vor.

4.4.3.5. Prärenale Proteinurie

Eine prärenale Proteinurie wird dann angenommen, wenn die erhöhte Serumkonzentration einzelner Eiweiße die tubuläre Rückresorptionskapazität erschöpft, wie dies häufig bei der *Bence-Jones*-Paraproteinämie der Fall ist. Eine übermäßige Albuminsubstitution führt demnach ebenfalls zu einer prärenalen Proteinurie.

4.5. Urinsedimentuntersuchung

Das Urinsediment gibt wichtige Hinweise auf das Vorliegen einer Nierenerkrankung. Durch die einfache Sedimentuntersuchung (Gesichtsfeldmethode) ist, auch bei Standardisierung der Methode, keine quantitative Aussage möglich. Leucocyturie, Bakteriurie und Erythrocyturie haben bei der Diagnostik der Nierenerkrankungen besondere Bedeutung erlangt. Weniger aussagekräftig ist dagegen der Nachweis von Zylindern und Epithelien im Urin. Eine Ausnahme davon bilden die Leucocytenzylinder, die bei der überwiegenden Anzahl der Fälle von Pyelonephritis gefunden werden. Hyaline Zylinder weisen auf eine Proteinurie hin; sie entstehen nicht bei schwerer Tubulusschädigung und in stark infiziertem Harn. Werden in den hyalinen Zylindern eingeschlossene Erythrocyten gefunden, so spricht man von Erythrocytenzylindern. Erythrocytenzylinder weisen auf eine entzündliche glomeruläre Erkrankung hin. Granulierte Zylinder entstehen aus abgestorbenen Tubuluszellen und werden beim Gesunden wie auch beim Nierenkranken gefunden. Sie treten allerdings häufiger bei Patienten mit höhergradiger Proteinurie auf.

4.5.1. Leucocyturie

Zur Beurteilung des Krankheitsverlaufs einer chronischen Pyelonephritis ist die Kontrolle des quantitativen Urinsediments unerläßlich. Zur Untersuchung wird eine definierte Zeit

Urin gesammelt und in einer Harnprobe die Zellen in einer Zählkammer ausgezählt. Die Zellausscheidung wird in Anzahl/min oder Anzahl/mm³ angegeben. Die Untersuchung kann nur im frischen, nicht zentrifugierten Urin erfolgen. Normalerweise werden im Urin weniger als 10 Leucocyten/mm³ oder 4000 Leucocyten/min ausgeschieden. Werte bis 19 Leucocyten/mm³ oder 6000/min sind kontrollbedürftig. Darüberliegende Werte sind sicher pathologisch. Die Werte schwanken jedoch leicht in Abhängigkeit von der Methodik und der Urinabnahmetechnik. Die niedrigsten Werte werden aus dem Blasenpunktionsurin, höhere aus dem Blasenkatheterurin und die höchsten aus dem Mittelstrahlurin bestimmt (Abb. 6).

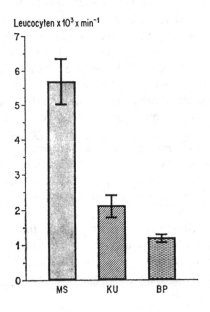

Abb. 6. Leukocytenausscheidung im Urin in Abhängigkeit von der Urinabnahmetechnik.
MS = Mittelstrahlurin
KU = Katheterurin
BP = Blasenpunktionsurin

Eine besonders anfärbbare, gequollene Leucocytenpopu-
lation stellen die sog. *Sternheimer-Malbin*-Zellen oder
Glitzerzellen dar, denen früher eine erhebliche Bedeutung bei
der Diagnostik einer Pyelonephritis beigemessen wurde. Diese
Zellen treten jedoch in Abhängigkeit von der Urinosmolarität
nicht nur bei anderen Nierenkrankheiten, sondern auch bei
Nierengesunden auf.

4.5.2. Erythrocyturie

Im Gegensatz zur Leucocyturie ist die Erythrocyturie ein
sehr vielschichtiges Symptom bei Erkrankungen des Urogeni-
taltraktes. Die Erythrocyturie ist häufig inkonstant. Auch
hier gibt die Untersuchung des Urinsediments nach der Gesichtsfeldmethode nur Hinweise auf das Vorliegen einer Erkrankung. Eine bessere Aussage ist auch hier nur durch die
quantitative Zellauszählung möglich. Bei einem Nierengesunden finden sich weniger als 5 Erythrocyten/mm³ oder 3 000/
min im Urin. Eine geringe Mikrohämaturie kann bei Nierentuberkulose, Steinerkrankungen, Nierenbefall bei Kollagen-
osen, Tumoren, Papillennekrosen, hämorrhagischer Diathese,
Zystitis etc. vorkommen. Die Werte sind relativ unabhängig
von der Urinabnahmetechnik; es ist jedoch zu berücksichtigen,
daß nach Blasenpunktionen eine passagere Makrohämaturie
auftreten und die Zellzählung verfälschen kann.

4.5.3. Bakteriurie

Bei der Diagnostik der Pyelonephritis kommt dem qualitativen und quantitativen Erregernachweis eine erhebliche
Bedeutung zu. Die Aussagekraft des bakteriologischen Resul-
tats wird jedoch durch die Möglichkeit einer sekundären
Kontamination des Untersuchungsmaterials beeinträchtigt.
Die besten Ergebnisse bietet auch hier die suprapubische
Blasenpunktion. Bei der Uringewinnung nach der Mittelstrahltechnik werden 10³ Keime/ml Urin als Sekundärverunreinigung ohne Krankheitswert angesehen; dies ist natürlich
nicht mehr bei Urinabnahme mittels Blasenpunktion gerechtfertigt.

Hinweise auf einen Harnwegsinfekt bietet bereits die Nitritprobe mit Teststäbchen. Dadurch kann die Nitritbildung der Colibakterien im frisch gelassenen Urin nachgewiesen werden. Älterer Urin ergibt meist falsch positive Ergebnisse. Besser ist das Anzüchten der Keime auf Eintauchnährböden. Nach 24 Stunden kann der Keimgehalt semiquantitativ abgelesen werden. Die Erreger auf den Eintauchnährböden lassen sich nun gut zur weiteren Differenzierung und zur Erstellung eines Antibiogramms versenden. Bei stark verdünnten Urin wird oft kein Bakterienwachstum beobachtet, trotz Bakteriurie. Aus diesem Grund eignet sich der konzentrierte Morgenurin am besten zur kulturellen Untersuchung. Weiterhin gelingt der Nachweis grampositiver Erreger sehr selten, da sich diese Organismen im Urin nur sehr verzögert vermehren und sich auf den gebräuchlichen Medien nur schwer kultivieren lassen.

Um eine Blasenbakteriurie von einer echten Pyelonephritis unterscheiden zu können, wird der *Bladder-Washout-Test* durchgeführt. Nach der Sterilisation der Blase werden dazu fortlaufende Serien von Katheterurin bakteriologisch untersucht. Besteht nach den ersten Urinproben eine konstante Keimfreiheit, so wird eine Blasenbakteriurie angenommen. Ein ähnliches Verfahren ist der *Kidney-Washout-Test*. Dabei wird unter Infusion von 1 l physiologischer Kochsalzlösung/h über 2 Stunden halbstündlich der Mittelstrahlurin bakteriologisch untersucht. Bei einer Pyelonephritis ist in allen Urinproben eine gleichbleibende Bakteriurie nachweisbar. Als weiterer Hinweis auf eine Pyelonephritis wird der Nachweis antikörperbesetzter Bakterien im Urin mit Hilfe der Immunfluoreszenztechnik angesehen.

4.6. Nachweis von NAPAP im Urin

Bei einem großen nephrologischen Patientengut hat es sich bewährt, mit einer relativ einfachen Methode das N-Acetyl-p-aminophenol, ein Metabolit des Phenacetins, im Urin zu bestimmen. Wegen der höheren Konzentration eignet sich hierzu am besten auch der Morgenurin.

4.7. Semiquantitative Nierenfunktionsproben

4.7.1. Bestimmung der harnpflichtigen Substanzen

Durch Messung der Konzentration verschiedener harnpflichtiger Eiweißmetabolite kann auf die Nierenfunktion geschlossen werden. Man bestimmt den Rest-N, den Harnstoff, den Harnstoff-N und das Kreatinin. Die Harnstoff-N-Konzentration ist zu etwa 50% am Rest-N-Wert beteiligt. Der Harnstoffwert liegt 2,14 Mal höher als der Harnstoff-N-Wert. Harnstoff- oder Rest-N-Werte sind jedoch von verschiedenen extrarenalen Faktoren abhängig, so daß auch beim Nierengesunden vorübergehend erhöhte Werte auftreten können. Bessere Hinweise auf die Nierenfunktion gibt das metabolisch unabhängige Kreatinin.

Eine einfache Kreatininbestimmungsmethode steht zur Zeit noch nicht zur Verfügung. Bei Routineuntersuchungen werden Methoden angewandt, bei denen neben dem Kreatinin noch sog. Chromogene mitbestimmt werden. Zu diesen Chromogenen gehören beispielsweise Glucose, Aceton und Harnsäure. Für besondere Fragestellungen oder größere Exaktheit kann

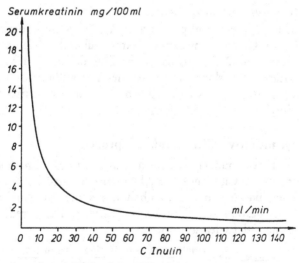

Abb. 7. Serumkreatininspiegel in Abhängigkeit von der Inulinclearance.

33

auch das „wahre Kreatinin" gemessen werden. Das Kreatininchromogen und mehr noch das wahre Kreatinin zeigen eine gute Korrelation zur Nierenfunktion, gemessen an der Inulin-Clearance (Abb. 7). Es fällt dabei auf, daß erst dann ein pathologischer Kreatininwert im Serum gemessen werden kann, wenn die Nierenfunktion auf 50—20 % der Norm abgesunken ist. Aus dem Serumkreatinin läßt sich die Glomerulusfiltration nach folgender Faustformel abschätzen:

$$\text{Glomerulusfiltration (ml/min)} = \frac{68}{\text{Serumkreatinin (mg \%)} - 0,5}$$

4.7.2. Phenolrottest

Wegen der einfachen Durchführbarkeit wird diese Methode noch vielfach zur Abschätzung der Nierenfunktion verwandt. Injiziertes Phenolrot wird tubulär sezerniert, so daß tubulosekretorische Störungen damit erfaßt werden können. Die Empfindlichkeit der Methode ist allerdings sehr gering. Zusätzlich sind Fehler durch unterschiedliche Eiweißbindung und ein fehlendes Fließgleichgewicht der Testsubstanz im Verteilungsraum nach einmaliger Injektion zu berücksichtigen.

4.7.3. Isotopennephrographie

Das Prinzip der Isotopennephrographie besteht in der fortlaufenden Registrierung der Aktivitäten über den Nieren nach Injektion von $O-^{131}$ J-Hippuran. Die dabei entstehenden Aktivitätsverlaufskurven werden ziemlich willkürlich ausgewertet, so daß man wahrscheinlich nur eine qualitative Aussage durch diese Methode gewinnen kann.

4.8. Quantitative Nierenfunktionsproben

Die Bestimmungen erfolgen nach Clearancemethoden. Unter renaler Clearance versteht man das virtuelle Plasmavolumen, das in einer Zeiteinheit durch die Nierenleistung von einer bestimmten Substanz befreit wird. Die Berechnung erfolgt nach der Clearanceformel:

$$\text{Clearance} = \frac{\text{Urinkonzentration} \times \text{Harnzeitvolumen}}{\text{Plasmakonzentration}}$$

Die Clearancewerte werden auf eine „Normkörperoberfläche" von 1,73 m² berechnet. Weiterhin besteht eine Abhängigkeit der Nierenfunktion vom Lebensalter.

4.8.1. Endogene Kreatininclearance

Gegen die Verwendung von Kreatinin als Clearancesubstanz sind z. T. schwerwiegende Einwände erhoben worden, da die Substanz in wechselndem Ausmaß auch tubulär sezerniert werden kann. Der Quotient Kreatinin-Clearance : Inulin-Clearance schwankt zwischen 0,7 und 2,8. Mit zunehmendem Anstieg des Serumkreatinins wird ein verhältnismäßig größerer Anteil tubulär sezerniert, so daß eine zu hohe Nierenleistung (Glomerulusfiltration) gemessen wird.

Zur Bestimmung der endogenen Kreatinin-Clearance wird das Serumkreatinin und die Kreatininkonzentration im 24-Stunden-Sammelurin gemessen. Anschließend erfolgt die Berechnung nach der Formel:

$$\frac{\text{Clearance}}{(\text{ml/min})} = \frac{\text{Urinvolumen (ml)} \times \text{Kreatininkonzentration im Urin (mg \%)}}{\text{mittlere Serumkreatininkonzentration (mg \%)} \times 1440 \text{ (min)}}$$

Hauptfehlerquellen bei dieser Nierenfunktionsprüfung sind die Vollständigkeit des Sammelurins und die Kreatininbestimmung im Urin.

4.8.2. Inulin- und PAH-Clearance

Inulin wird nach intravenöser Gabe selektiv filtriert und nicht tubulär reabsorbiert. Die Konzentration im Serum und im Primärharn sind gleich. Aus der Bestimmung der Serumkonzentration und der Urinkonzentration bei konstantem Plasmaspiegel kann mit großer Sicherheit auf die Menge des Primärfiltrats pro Zeiteinheit geschlossen werden.

PAH (Paraaminohippursäure) wird glomerulär filtriert und tubulär sezerniert, aber nicht reabsorbiert. Durch die vollständige Entfernung der Substanz aus dem Serum bei einem Nierendurchgang läßt diese Substanz die Größe des effektiven Plasmastromes erkennen.

Den glomerulär filtrierten Anteil des effektiven Plasmastroms bezeichnet man als Filtrations-Fraktion (FF).

$$FF = \frac{\text{Inulin-Clearance}}{\text{PAH-Clearance}}$$

Die Normwerte sind altersabhängig und ergeben sich aus folgenden Formeln:

Inulin-Clearance = 157 − (1,16 × Alter in Jahren)
PAH-Clearance = 820 − (6,75 × Alter in Jahren)

4.8.3. Clearancemessungen mit Radiopharmaka

Nach einmaliger iv.-Injektion eines nierenpflichtigen Radionuklids wird aus der Abfallrate der Plasmaaktivität auf die Clearancegrößen geschlossen. Als Clearancesubstanzen sind [51]-Chrom-EDTA zur Bestimmung der Glomerulusfiltration und [133] Xenon sowie [131]-J-o-Hippursäure zur Abschätzung der Nierendurchblutung in die Klinik eingeführt worden. Wegen vieler Fehlermöglichkeiten hinsichtlich der anzuwendenden Markiersubstanzen und hinsichtlich der Technik muß die Radioisotopenclearance einer strengen Kritik unterzogen werden.

Die Methode der Isotopenclearance bietet jedoch die Möglichkeit, getrennte Werte für die linke und rechte Niere zu erhalten. Dies wäre bei der klassischen Inulin-PAH-Clearance nur mit erheblichem Risiko und Aufwand möglich.

4.8.4. Bestimmung der maximalen tubulären Transportfunktion

Mit Hilfe der Clearancetechnik kann die Transportleistung des proximalen Tubulussystems selektiv untersucht werden. Die Sekretion von Glucose und PAH ist durch Transportmaxima (Tm) limitiert. Die tubuläre Rückresorption berechnet sich nach Substratbelastung aus der Differenz der glomerulär filtrierten und der im Urin ausgeschiedenen Menge. Analog kann die tubuläre Sekretionsleistung aus der Differenz der im Urin ausgeschiedenen und der glomerulär filtrierten Menge berechnet werden. Beide Untersuchungsmethoden dienen dem Nachweis von Tubulopathien. Wegen der Gefahr der Hypokaliämie ist bei Verdacht auf Cystinose die Bestimmung der Tm-Glucose kontraindiziert.

4.9. Radiologische Untersuchungsmöglichkeiten

Neben der Diagnostik urämiebedingter Zweiterkrankungen wie Perikarderguß, renale Osteopathie oder fluid-lung ist die Niere selbst Ziel radiologischer Untersuchungen. Eine Abdomenübersicht gibt oft schon ausreichend Auskunft über Größe, Form und Lage der Nieren. Zur besseren Darstellung der Nieren und zur Beurteilung des Nierenhohlsystems ist die Anwendung von nierengängigen Röntgenkontrastmitteln notwendig. Abgesehen von der Gefahr einer allergischen Reaktion sind die heute verwendeten trijodierten Kontrastmittel bei normaler Nierenfunktion praktisch unschädlich. Besteht jedoch schon eine Azotämie, so ist die Ausscheidungsgeschwindigkeit stark vermindert. Mit toxischen Schädigungen muß jedoch erst bei erheblicher Nierenfunktionseinschränkung und Kontrastmittelmengen gerechnet werden, die für mehrfache angiographische Darstellungen notwendig sind. In derartigen Fällen muß dafür Sorge getragen werden, daß im Anschluß an die Kontrastmittelgabe eine Dialysebehandlung möglich ist.

4.9.1. Intravenöse Urographie

Die intravenöse Urographie ist die Standardmethode zur Erkennung morphologischer Veränderungen. Bei ungenügender Darstellung kann die Methode durch eine Tomographie oder Zonographie ergänzt werden. Bei ungenügender Darstellung aufgrund verminderter Nierenleistung, bei Adipositas oder bei Überlagerung mit Darmgasschatten kann die Steigerung der Kontrastmitteldosis die Abbildung verbessern. Bei der Infusionsurographie wird eine vielfach höhere Dosis verabreicht als dies bei der i. v.-Urographie der Fall ist. Bei Verdacht auf einseitige Nierenarterienstenose ist eine Frühaufnahme angezeigt, um eine einseitige Ausscheidungsverzögerung nicht zu übersehen. Ebenso hat sich die Frühurographie bei der Diagnostik von Markzysten und Kavernen bewährt.

4.9.2. Retrograde Urographie

Die retrograde Urographie sollte als risikoreiche Untersuchungsmethode nur speziellen Indikationen vorbehalten

bleiben. Wegen der Gefahr von Infektionen und Ureteren-
ödem sollte sie auch nur einseitig durchgeführt werden. Indikationen zur retrograden Urographie sind Verdacht auf akutes Nierenversagen aufgrund einer Harnwegsobstruktion,
Hydro- oder Pyonephrose oder Verdacht auf Nierenbecken-
tumor.

4.9.3. Retropneumoperitoneum

Das Retropneumoperitoneum hat sich bei der Diagnostik
von Erkrankungen der Nieren oder Nebennieren als zu wenig
aussagekräftig und als zu risikoreich erwiesen.

4.9.4. Angiographie

Die Angiographie der Nieren wird in der Regel nach der
Seldinger-Technik über die Arteria bzw. Vena femoralis
durchgeführt. Diese aufwendige und nicht ganz risikofreie
Untersuchungsmethode sollte nur bei strenger Indikationsstellung angewandt werden.

Die Nierenvenographie dient dem Nachweis von throm-
botischen Verschlüssen der Nierenvenen oder zur weiteren
präoperativen Diagnostik von Nierentumoren.

Eine häufige Indikation zur Nierenarteriographie stellt die
Hypertonie dar, sofern Hinweise auf eine renovaskuläre
Hypertension bestehen und dem Patienten noch ein gefäß-
rekonstruierender Eingriff zugemutet werden kann.

Eine weitere Indikation der Nierenarteriographie sind raum-
fordernde Prozesse der Nieren wie Tumor, Solitärcysten oder
Cystennieren.

Bei Nachweis einer stummen Niere durch die Urographie
ist bei entsprechender Indikation eine weitere Abklärung
durch eine Nierenarteriographie angezeigt. Nierenaplasie, ex-
treme Schrumpfnieren oder Nierenarterienembolien werden
dabei dargestellt.

Wenn nach einem entsprechenden Trauma eine Hypertonie
aufgetreten ist, sollte dies immer Anlaß zu einer Nierenarteriographie sein, sofern eine korrigierende Operation an
den Gefäßen oder eine Nephrektomie überhaupt in Frage

kommen. Die Hämaturie unklarer Genese kann u. a. durch Nierentumore, intrarenale AV-Shunts oder Aneurysmen verursacht werden und somit Indikation zur Nierenarteriographie sein.

Bei unklarem akuten Nierenversagen kann oft aufgrund der Nierenarteriographie entschieden werden, ob es sich um ein unkompliziertes akutes Nierenversagen, ein chronisches Nierenversagen oder eine akute Nierenparenchymerkrankung handelt.

Beim akuten Nierenversagen findet man vergrößerte Nieren mit einer Minderperfusion der Nierenrindenregion. Beim chronischen Nierenversagen mit normal großen Nieren ist die Nierenarterie verschmälert und die intrarenalen Gefäße sind diffus rarifiziert. Die akute Parenchymerkrankung zeigt sich oft durch eine exzessive periphere Widerstandserhöhung in den Nieren, so daß das Kontrastblut noch in den Nierenarterien zu sehen ist, während alle anderen Organe bereits die Parenchymphase aufweisen.

Letztlich ist auch noch der Verdacht auf eine akute Abstoßung bei einer Transplantatniere Anlaß, eine Nierenarteriographie durchzuführen.

4.9.5. Nierenbiopsie

Nach Durchführung der bisher geschilderten Untersuchungen ist die weitere Diagnostik einer Nierenerkrankung nur noch durch die Biopsie und histologische Begutachtung des Organs voranzutreiben. Die operative Freilegung und Punktion der Niere sollte wegen der stärkeren Belastung des Patienten und des Risikos nur dann angewendet werden, wenn die perkutane Nierenbiopsie nicht möglich bzw. kontraindiziert ist. Kontraindikationen zur perkutanen Nierenbiopsie sind:
Blutungsbereitschaft
Einzelniere (auch funktionelle Einzelniere)
Bakterielle Infekte der Nieren (floride Pyelonephritis, Pyonephrose, Nierenabszeß etc.)
Unter Berücksichtigung der Fehlpunktionen und einer geringen Anzahl nicht einzuordnender histologischer Verände-

rungen kann durch die Biopsie in 85 % der Fälle eine Diagnose bezüglich der Nierenerkrankung erwartet werden.

Die Biopsie ist jedoch mit Risiken belastet. Die Mortalität wird mit weniger als 1 %o angegeben. Eine Nephrektomie wegen unstillbarer Blutung ist in 0,5 % der Fälle erforderlich gewesen. Die Häufigkeit des retroperitonealen Hämatoms wird mit etwa 2 % angegeben. Die Angaben über eine Makrohämaturie schwankt zwischen 5 und 50 %. In Zentren mit hoher Punktionsfrequenz liegt die Komplikationshäufigkeit jedoch meist erheblich unter den genannten Durchschnittswerten.

Die Indikation zur Nierenbiopsie ist außerordentlich umfangreich. Ganz allgemein dient die Biopsie zur Diagnostik diffuser Nierenparenchymerkrankungen, die nicht auf andere Art diagnostiziert werden können. Im Einzelfall muß jedoch immer entschieden werden, ob sich aus dem histologischen Ergebnis therapeutische Konsequenzen ableiten lassen oder nicht. Bei gegebener Indikation können auch Schrumpfnieren oder stumme Nieren punktiert werden.

Hauptindikation der Nierenbiopsie ist die akute oder chronische *Glomerulonephritis*. Die Nierenbiopsie liefert bei der chronischen Glomerulonephritis nicht nur die Diagnose und die Erklärung für klinische Symptome, sondern zusätzlich eine histologische Klassifikation. Aus der Art der Glomerulonephritis lassen sich Rückschlüsse auf den Verlauf, die Prognose und die Effektivität einer immunsuppressiven Therapie ziehen.

Bei *oligosymptomatischen Nierenerkrankungen*, bei denen lediglich eine geringe Proteinurie und/oder Mikrohämaturie vorliegt, kann lediglich aufgrund einer histologischen Beurteilung entschieden werden, ob eine therapiebedürftige Nierenerkrankung vorliegt oder nicht. In keinem Fall darf eine symptomlose Proteinurie oder Mikrohämaturie als „Restproteinurie", „Defektheilung" oder „Orthostatische Proteinurie" bagatellisiert werden. In Fällen von symptomloser Proteinurie wird bei 60 % und bei der Mikrohämaturie sogar bei 85 % der Patienten eine Nierenerkrankung durch die Biopsie nachgewiesen. Liegt eine Kombination von Mikrohämaturie und Proteinurie vor, so erhöht sich der Prozentsatz sogar auf etwa 90 %.

Das *nephrotische Syndrom* ist in der Regel eine therapeutische Punktionsindikation. Es ist lediglich aufgrund eines histologischen Befundes möglich, sicher zwischen einer chronischen Glomerulonephritis, einer Nierenamyloidose und einer diabetischen Glomerulusklerose zu unterscheiden. Diese Unterscheidung ist immer dann wichtig, wenn eine spezifische immunosuppressive Therapie zur Behandlung des nephrotischen Syndroms eingesetzt werden muß. Anders liegt die Situation beim nephrotischen Syndrom im Kindesalter. In diesen Fällen kann praktisch immer eine Glomerulonephritis angenommen werden.

Die Nierenbiopsie ist bei der *akuten renalen Insuffizienz* mit einem höheren Risiko belastet. Es kann allerdings durch die Kenntnis der Ursache eines akuten Nierenversagens die optimale therapeutische Entscheidung getroffen werden. Vor allem bei einer rapid progressiven Glomerulonephritis kann nur durch eine sichere Diagnose die komplikationsreiche Kombinationstherapie mit Antikoagulantien und Kortikosteroiden gerechtfertigt werden. Weiterhin kann es für die Indikation zur Dialysetherapie von Bedeutung sein, ob es sich um ein akutes, reversibles oder um ein chronisches, terminales Nierenversagen handelt.

Systemerkrankungen können durch die Nierenbiopsie diagnostiziert werden bzw. die Nierenbeteiligung bei bekannter Grunderkrankung nachgewiesen werden. Dies ist insbesondere beim Lupus erythematodes von Bedeutung. Die Panarteriitis nodosa kann häufig im Frühstadium nur durch eine Nierenbiopsie diagnostiziert werden.

Zur Abklärung einer unklaren *Hypertonie,* insbesondere bei Jugendlichen, kann die Nierenbiopsie herangezogen werden, um eine renale Hochdruckursache auszuschließen oder zu sichern. Weiterhin läßt sich bei Hypertonie der hypertensive Nierenschaden relativ sicher abschätzen, während dies durch die Beurteilung des Augenhintergrundes nicht der Fall ist.

Eine wichtige Indikation zur Nierenbiopsie ist die einseitige Nierenarterienstenose mit Hochdruck. In derartigen Fällen kann durch die Beurteilung des Hypertonieschadens der kontralateralen Seite sicherer über den blutdrucksenkenden Effekt einer operativen Korrektur oder Nephrektomie bei Schrumpfniere befunden werden. Vor Entfernung einer Niere mit Restfunktion sollte die kontralaterale Seite histologisch untersucht werden, um Erkrankungen auszuschließen, die in absehbarer Zeit zum Versagen der Restniere führen können.

Die *Nierenamyloidose* ist klinisch nur dann äußerst schwierig zu diagnostizieren, wenn Rektumschleimhaut und Lebergewebe keine entsprechenden Veränderungen aufweisen. Die frühzeitige Diagnose der Nierenamyloidose hat, insbesondere bei Jugendlichen, oft schwerwiegende Konsequenzen bezüglich der Herdbeseitigung.

Die fortgeschrittene *Nephrokalzinose* ist röntgenologisch ausreichend sicher zu diagnostizieren und deshalb keine Punktionsindikation. Demgegenüber kann die Frühdiagnose lediglich durch die Nierenbiopsie gestellt werden.

Seltenere Nierenerkrankungen können Indikationen zur Nierenbiopsie sein. Es handelt sich dabei um die Abklärung der renalen Glucosurien, der renalen Azidosen, der Salzverlustnephritiden, des renalen Diabetes insipidus und der renalen Aminoazidurien. Da sich gerade bei derartigen Erkrankungen oft keine spezifischen Veränderungen nachweisen lassen, muß die Punktionsindikation in jedem Einzelfall geprüft werden.

Die *chronische Pyelonephritis* und die *interstitielle Nephritis* sind selten Punktionsindikationen. Aufgrund der herdförmigen Ausbreitung der chronischen Pyelonephritis wird diese Erkrankung nicht mit ausreichender Sicherheit aus dem Nierenpunktat diagnostiziert. Abgesehen davon finden sich interstitielle Veränderungen bei einer großen Anzahl anderer Nierenerkrankungen, so daß die Interpretation der Befunde außerordentlich schwierig sein kann. Wird allerdings bei nachgewiesener Nierenfunktionseinschränkung histologisch normales Nierengewebe gefunden, so kann man mit großer

Wahrscheinlichkeit eine herdförmige interstitielle Nephritis als Nierenerkrankung annehmen.

Nicht zuletzt spielt die Nierenbiopsie bei der Diagnostik einer akuten Abstoßung der *Transplantatniere* eine Rolle, da oft nicht mit ausreichender Sicherheit zwischen einer Transplantatabstoßung und einem akuten Nierenversagen der transplantierten Niere entschieden werden kann.

5. Spezielle Krankheitsbilder

5.1. Glomerulonephritis

Die Auffassung vom Krankheitsbild der Glomerulonephritis hat sich in den letzten Jahren erheblich gewandelt. Insbesondere die routinemäßige Durchführung der perkutanen Nierenbiopsie hat eine histologisch-klinische Korrelation und eine Verlaufsbeobachtung ermöglicht. Im Rahmen der geänderten Krankheitsauffassung sind jedoch erst einige wenige Grundlagen erforscht bzw. Erfahrungen bekannt. Die Schwierigkeiten beginnen schon damit, daß keine einheitliche Nomenklatur der Glomerulonephritiden existiert. Weiterhin zeigt die z. Z. weitgehend von der Klinik akzeptierte histologische Beschreibung nur eine lockere Korrelation zu den klinischen Befunden. Auch die Intensität der morphologischen Veränderungen gibt keinen Hinweis auf die Schwere der klinischen Erscheinungen. Ganz abgesehen davon gibt es zur Ätiologie dieser Krankheitsgruppe nur Hypothesen und somit keine sicheren Hinweise für eine kausale Therapie. Außerdem liegen keine ausreichend umfangreichen und exakt kontrollierten Beobachtungen über Therapieergebnisse bei der Behandlung der chronischen Glomerulonephritis vor, so daß in den meisten Fällen nur aufgrund subjektiver Erfahrungen über die Art und Notwendigkeit einer spezifischen Therapie befunden werden muß. Zusätzlich ist es außerordentlich schwierig, bei der Art der Erscheinungen und des Verlaufs den Therapieerfolg zu beurteilen. Liegt ein nephrotisches Syndrom vor, so kann der Therapieerfolg an der Änderung der Proteinurie abgeschätzt werden. Andere objektive Kriterien wären die Nierenfunktion, gemessen mit Clearancemethoden oder die Änderung der histologischen Veränderungen. Nierenfunktion und morphologische Änderungen können sich allerdings auch gegensätzlich verhalten. Neben klinischen und morphologischen Erscheinungen werden bei der chronischen Glomerulonephritis auch immunologische Phänomene beobachtet. Alle drei Kriterien zusammen vermitteln ein

Bild in jedem Einzelfall. Genauso individuell muß über die Notwendigkeit und die Art der Therapie entschieden werden.

5.1.1. Immunmechanismen bei der Glomerulonephritis

Bei klinisch und morphologisch einheitlich definierten Erscheinungsbildern der Glomerulonephritis handelt es sich jedoch wahrscheinlich um die gleichen Symptome verschiedener Erkrankungen unterschiedlicher Ätiologie. Eine weitere Differenzierung ist in einigen Fällen durch die Methoden der Immunologie möglich. Wenn für die Zukunft auch von der Immunologie sowohl ätiologische als auch therapeutische Hinweise erwartet werden können, so ist bisher trotz aller Bemühungen die lückenlose Beweisführung der Immunpathogenese der Glomerulonephritis beim Menschen nicht gelungen. Als Modellvorstellung werden grundsätzlich zwei Typen immunologisch induzierter Nierenschäden unterschieden:

Nierenschäden durch Immunkomplexe
Nierenschäden durch Antikörper gegen die glomeruläre Basalmembran

Eine glomeruläre Läsion entsteht nun dann, wenn sich nach antigener Stimulation *Immunkomplexe*, in Abhängigkeit von der individuellen Antikörperbildung, bilden und über längere Zeit im Blut zirkulieren. Die Art der Antikörper im Immunkomplex entscheidet über die Pathogenität. In der Regel haben diese Antikörper eine hohe Komplementbindungskapazität. Weiterhin kann eine Glomerulonephritis durch *Antikörper* gegen Basalmembranantigene entstehen.

Eine weitere Voraussetzung für die Entwicklung einer Glomerulonephritis ist die Ablagerung der Immunkomplexe oder der Antikörper im Mesangium und in den Kapillarwänden. Immunkomplexe und Basalmembranantikörper lassen sich im Blut nachweisen. Wichtiger noch als dieser Befund ist der Nachweis von Immunkomplexen und Antikörpern im Nierengewebe selbst. Dies geschieht mit immunologischen Methoden aus dem Nierenbiopsiematerial.

Nach Art der immunologischen Befunde werden *Immun-komplexnephritiden* und *Antibasalmembrannephritiden* definiert. Mit Hilfe von fluoreszenzmarkierten Antiseren lassen sich die verschiedenen Immunklassen (wie IgG, IgA, IgM, IgE) als glomeruläre Ablagerungen lichtmikroskopisch beobachten. Die Immunkomplexnephritiden zeigen eine schollige oder granuläre Floureszenz im Bereich des Mesangiums und die Antibasalmembrannephritiden weisen eine lineare Fluoreszenz entlang den Basalmembranen der Glomeruluskapillaren auf.

Weitere Hinweise auf die immunologische Genese der Glomerulonephritis bietet der Komplementnachweis in Blut und Nierengewebe. Insbesondere wird eine Verminderung von C_3 bei der akuten Poststreptokokken-Glomerulonephritis und bei der membranoproliferativen Glomerulonephritis festgestellt. Aufgrund der immunologischen Beobachtungen kann eine Therapie nur in einer Vermeidung des Antigenkontaktes oder in der Elimination von Antigenen gesucht werden, da Versuche, die Bildung von Antikörpern durch zytotoxische Substanzen zu unterdrücken, meist fehlschlagen. Eine gesicherte Ausnahme bildet lediglich die Glomerulonephritis bei Lupus Erythematodes, deren Prognose durch eine immunsuppressive Therapie erheblich verbessert werden kann.

5.1.2. Einteilung der Glomerulonephritiden

Aus klinischer Sicht wurde lange Zeit zwischen einer Glomerulonephritis mit vornehmlich nephrotischer Verlaufsform und einer Glomerulonephritis mit Hypertonie, also vaskulärem Verlauf, unterschieden. Nach Einführung der Nierenbiopsie in die Klinik ist eine weitere Differenzierung nach morphologischen Gesichtspunkten möglich geworden. Diese morphologische Einteilung zeigt eine brauchbare Korrelation zu den klinischen Erscheinungen, zum Verlauf und zur Prognose. Aus diesem Grunde und weil keine bessere Unterscheidungsmöglichkeit zur Verfügung steht, wird heute fast

ausschließlich die morphologische Einteilung der Glomerulonephritiden in der Klinik angewandt. Die Schwächen dieser
rein deskripten Nomenklatur zeigen sich durch oft sehr
unterschiedliche Symptome und Verläufe bei morphologisch
gleichen Veränderungen. Weiterhin gibt es keine sichere
Korrelation zwischen dem Ausmaß und der Intensität der
Veränderungen und der Schwere der klinischen Symptome.
Mit Hilfe der klinischen Symptome und der Immunhistologie
müssen die morphologischen Befunde erst interpretiert
werden, um daraus therapeutische Hinweise zu erhalten.

Im deutschen Sprachraum haben die Systematik von *Bohle*
und die von *Thoenes* praktische Bedeutung erlangt. Die
beiden Einteilungen unterscheiden sich jedoch eher in der
Nomenklatur und weniger in der Sache selbst.

Die Systematik der Glomerulonephritiden geht von den
morphologischen Veränderungen des Schlingenkonvoluts aus.
Die morphologisch schwerste Veränderung stellt die fibrinoide
Nekrose dar. Weniger gravierend ist die leucocytär exsudative
und die proliferative Form. Die Proliferation kann sich auf
die Kapillarendothelien, die Mesangiumzellen oder die
Kapselendothelien beziehen. Ist die proliferative Reaktion
lediglich auf das Schlingenkonvolut beschränkt, so liegt eine

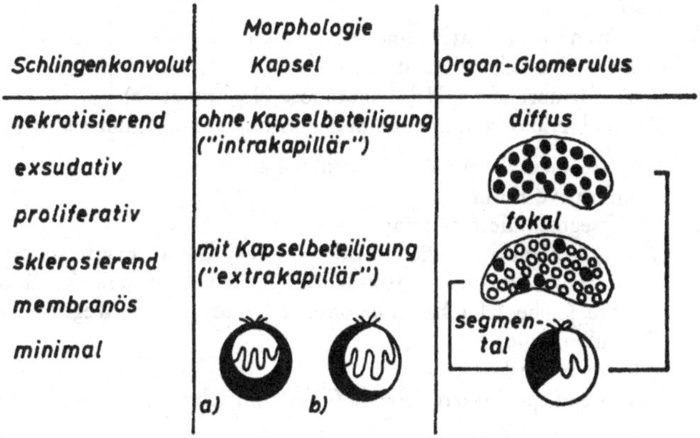

Abb. 8. Einteilung der Glomerulonephritiden.

intrakapilläre Form vor. Wird aber auch die Kapsel durch sog. Halbmondbildung mit einbezogen, so handelt es sich um eine intra- und extrakapilläre Glomerulonephritis.

Selbständig primär oder im Verlaufe längerdauernder proliferativer Prozesse kommt es möglicherweise zu sklerosierenden Reaktionen. Die Sklerosierung besteht hauptsächlich in einer starken Vermehrung und Verdichtung der Mesangiummatrix.

Eine weitere mögliche Veränderung ist die membranöse Reaktion. Es kommt dabei zu einer lichtmikroskopisch sichtbaren, diffusen Verdickung der kapillären Basalmembran.

Minimale Veränderungen beschreiben die Tatsache, daß lichtmikroskopisch nur sehr geringe Mesangiumproliferationen sichtbar sind, die in keinem Verhältnis zu den oft schweren klinischen Erscheinungen stehen.

Tab. 2. Einteilung nach *Thoenes*

1.	Diffuse Glomerulonephritiden
1.1.	Nekrotisierende GN (rasch progressiv)
1.2.	Exsudative GN (akut, postinfektiös)
1.3.	Proliferative GN
1.3.1.	Intra- und extrakapillär-proliferative GN (Proliferative GN mit diffuser Halbmondbildung, rapid progressive GN)
1.3.2.	Mesangial- (endkapillär-) proliferative GN (Poststreptokokken-GN)
1.3.3.	Membrano-proliferative und lobuläre GN (mesangio kapilläre)
1.3.4.	Proliferative-sklerosierende GN
1.4.	(Peri) Membranöse GN (Membranöse Nephropathie)
1.5.	Minimalveränderungen (minimal changes, Minimalglomerulitis)
2.	Fokal-segmental betonte Glomerulonephritiden
2.1.	Proliferative Form
2.1.1.	Fokal-segmentale proliferative GN (Als IgA-Nephritis, idiopathisch oder bei Lupus Erythematodes. Bei Purpura Schoenlein-Henoch. Z. T. mit nekrotisierender Komponente [siehe 1.1.] bei Goodpasture-Syndrom und Wegenerscher Granulomatose)
2.2.	Sklerosierende Form
2.2.1.	Fokal-segmental sklerosierende GN (focal sclerotic Lesion, hyaline segmentaire et focale)
2.2.2.	im Rahmen bestimmter Grundkrankheiten (z. B. *M. Boeck*)

Tab. 3. Einteilung nach *Bohle*

---

1. Gruppe

1.1. Endikapilläre GN (Poststreptokokken-GN)

1.2. Mesangioproliferative GN ohne Halbmondbildung

1.3. Mesangioproliferative GN mit fokaler Halbmondbildung (nach der Häufigkeit der Halbmondbildung Typ Habib I bzw. II)

1.4. Mesangioproliferative GN mit fokaler Vernarbung (sklerosenreiche GN)

1.5. Minimalproliferierende interkapilläre GN ohne nephrotisches Syndrom (minimal changes)

2. Gruppe

2.1. Minimalproliferierende interkapilläre GN mit nephrotischem Syndrom

2.2. Minimalproliferierende interkapilläre GN (MPI) mit sog. fokaler Sklerose (hyalinose segmentaire et focale, fibrose glomerulaire globale et focale)

2.3. Peri-extra-epimembranöse GN

2.4. Membranoproliferative GN
  a) einfache Form mit oder ohne Vernarbung
  b) lobuläre Form mit oder ohne Vernarbung

2.5. echte lobuläre GN

3. Gruppe

3.1. Mesangioproliferative GN mit diffuser Halbmondbildung (80—100 % der Glomerula tragen Halbmonde = Typ Habib III, rapid progressive GN)

3.2. nekrotisierende GN mit und ohne Vernarbung

4. Gruppe

4.1. Glomeruläre Herdnephritis (Typ Löhlein)

Die glomerulären Veränderungen können diffus, also gleichmäßig alle Glomerula befallen. Werden nur einige oder zunächst nur einige Glomerula befallen, so entsteht das Bild einer fokalen Ausbreitung. Neben dem totalen Befall der einzelnen Glomerula ist ein lediglich segmentaler Befall möglich (Abb. 8).

Bei der nachfolgenden Aufstellung der Glomerulonephritiden nach *Bohle* und *Thoenes* wurde durch Hinweise (in Klammern) versucht, die Gemeinsamkeiten bei der Beurteilung der Veränderungen aufzuzeigen.

5.1.3. Diagnostik bei Glomerulonephritis

Aufgrund der geringen Reaktionsmöglichkeiten der Niere unterscheiden sich die Befunde bei der Glomerulonephritis nicht wesentlich von denen anderer Nierenerkrankungen. Ohne histologische Untersuchung kann immer nur der Verdacht auf das Vorliegen einer Glomerulonephritis geäußert werden.

Die akute Glomerulonephritis ist durch Oligurie, Hämaturie und Proteinurie gekennzeichnet. Eine Hypertonie ist möglich, fehlt jedoch häufig. Auffällig ist ein stark konzentrierter Urin bei nur geringer Urinnatriumkonzentration. Allgemeinbefinden des Patienten, Grad der Azotämie und der Niereninsuffizienz sowie der Verlauf hängen von der Art der Glomerulonephritis ab. Im Gegensatz zur Oligo-Anurie postrenaler Ursache können die Patienten bei der akuten Glomerulonephritis nicht den Zeitpunkt des Beginns der Oligurie angeben.

Hauptsymptome bei der chronischen Glomerulonephritis sind Hämaturie und Proteinurie. Beide Symptome können inkonstant sein. Die Hämaturie kann als intermittierende Makrohämaturie oder als Mikrohämaturie vorkommen. Bei einer Hämaturie sind in jedem Fall vor Anwendung invasiver Untersuchungsmethoden Blutungsursachen des urologischen Fachgebietes auszuschließen. Außer allen Nierenparenchymerkrankungen können Nierengefäßveränderungen für eine Hämaturie verantwortlich sein. Dies ist insbesondere bei der hochdruckbedingten Nephrosklerose und bei intrarenalen arteriovenösen Shunts oder Aneurysmen der Fall. Insbesondere nach einer Makrohämaturie sollte eine Nierenarteriographie durchgeführt werden, wenn nicht aufgrund eines Urogramms zweifelsfrei ein Nierentumor ausgeschlossen werden kann. Bei rezidivierender Makrohämaturie werden an Nierenparenchymerkrankungen am häufigsten Cystennieren gefunden.

Die Proteinurie kann bei der Glomerulonephritis fehlen, diskret intermittierend auftreten oder das Ausmaß einer großen Proteinurie mit nephrotischem Syndrom annehmen.

Die Proteinurie spricht mit überwiegender Wahrscheinlichkeit für das Vorliegen einer glomerulären Erkrankung.

Die Nierenfunktionseinschränkung kann bei allen Nierenerkrankungen auftreten. Wegen der vornehmlich glomerulären Läsion findet sich bei noch aktuellen glomerulären Prozessen eine erhöhte Filtrationsfraktion. Die Nierenfunktionseinschränkung ist jedoch bei der Glomerulonephritis kein obligates Symptom; insbesondere bei einem nephrotischen Syndrom finden sich eher hochnormale Werte. Die Clearanceuntersuchung hat jedoch ihre Bedeutung bei der qualitativen Diagnose der Nierenfunktionseinschränkung und bei der Verlaufsbeurteilung.

Röntgenuntersuchungen tragen wenig zur Diagnose der Glomerulonephritis bei. Nur in relativ seltenen Fällen und erst in Spätstadien ist mit einer gleichmäßigen Schrumpfung der Nieren zu rechnen, die nie das Ausmaß der Schrumpfung wie bei chronischer Pyelonephritis erreicht. Die Röntgenuntersuchung dient bei der Diagnostik der chronischen Glomerulonephritis eher dem Ausschluß anderer Nierenerkrankungen. Weiterhin ist die Kombination von Pyelonephritis und Glomerulonephritis relativ häufig.

Die klinischen Symptome bei der chronischen Glomerulonephritis sind sehr unspezifisch. Oft werden von den Patienten morgendliche Lidödeme beobachtet. Unklares Fieber ist ebenso ein Symptom wie ein sog. Grippegefühl. Die genannten Symptome sind jedoch nur bei wenigen Formen der Glomerulonephritis zu finden, so daß klinisch meist keinerlei Symptome bestehen. Das Blutdruckverhalten ist ebenfalls wechselnd. Es ist möglich, daß bei Patienten mit einmalig unauffälligem Urinstatus, normalem Blutdruck und regelrechter Nierenfunktion eine chronische Glomerulonephritis vorliegt.

Häufig wird die Diagnose nur gestellt, wenn einer geringen Proteinurie oder einer Mikrohämaturie, die bei einer Routineuntersuchung festgestellt werden, nachgegangen wird.

Da bei der chronischen Glomerulonephritis spezifische Symptome fehlen, ist die Erkrankung nur dann sicher nachge-

wiesen oder ausgeschlossen, wenn das Nierengewebe histologisch untersucht wurde. Dies ist immer dann anzustreben,
wenn sich aus der Diagnose oder der Artdiagnose der
Glomerulonephritis therapeutische Konsequenzen ergeben
können.

5.1.4. Klinik der Glomerulonephritiden

Bei der Besprechung der einzelnen Glomerulonephritis-
formen wird lediglich die Systematik nach *Bohle* berücksichtigt, damit nicht die Probleme der unterschiedlichen Nomenklatur den Stoff noch unübersichtlicher werden lassen.

5.1.4.1. Akute endokapilläre GN vom Streptokokkentyp
(exsudative bzw. exsudativ-proliferative GN, mesangial-
endokapillär-proliferative GN, akute proliferative GN)
Häufigkeit: etwa 3 % aller Glomerulonephritiden

Ätiologie

Häufig geht dem Auftreten der ersten Symptome ein
Infekt, meist ein Streptokokkeninfekt, voraus. Es handelt
sich dabei um betahämolysierende Streptokokken der
Gruppe A, und zwar nur um die sog. nephritogenen Stämme.
Etwa 10–12 Tage vor Krankheitsbeginn besteht häufig eine
Pharyngitis, Tonsillitis, Otitis media, Sinusitis oder eine
Bronchitis. Häufig ist ein gesteigerter Antikörpertiter gegen
Streptolysin-O-Antigen nachweisbar, der meist noch während
der Erkrankung ansteigt und somit Hinweise auf die Patho-
genese gibt.

Immunhistologisch können oft Immunglobulinablagerungen
als sog. „humps" an der Außenseite der Basalmembran nachgewiesen werden.

Histologie

Endothelzellen und Mesangiumzellen sind vermehrt und
geschwollen. Exsudate aus Granulocyten und Monocyten
können die Kapillarlichtungen völlig verschließen. Die
kapilläre Basalmembran kann durch angelagerte Endothel-

zellen wie aufgesplittert aussehen. Nach Abklingen der akuten Erscheinungen bietet diese Erkrankung meist das histologische Bild einer mesangioproliferativen GN. Diese mesangioproliferative GN geht meist über das Stadium einer minimal proliferierenden interkapillären GN in Heilung über.

Symptomatologie

Zum Zeitpunkt des Erscheinens der renalen Symptome ist der anfänglich bestehende bzw. auslösende Infekt meist schon wieder abgeklungen. Von der Erkrankung werden vornehmlich jüngere Patienten betroffen. In der Mehrzahl der Fälle ist das Allgemeinbefinden der Patienten auffällig gut. Die Kardinalsymptome sind Proteinurie und Hypertonie. Die Proteinurie kann bis zu einem nephrotischen Syndrom ausgeprägt sein. Bei mehr als der Hälfte aller Fälle besteht auch eine Mikrohämaturie; nur selten eine Makrohämaturie.

Durch die Hämaturie kann der Urin eine braunrote Färbung annehmen. Eine Leucocyturie fehlt in der akuten Phase selten und ist durch die Leucocytenexsudation bedingt. Eine Fehldeutung dieses Befundes als Pyelonephritis ist leicht möglich.

Die Clearancewerte sind deutlich eingeschränkt und die Filtrationsfraktion signifikant erhöht. Häufig wird ein Anstieg des Serumkreatinins beobachtet; dagegen ist eine stärkere Azotämie ausgesprochen selten. Während der ersten Krankheitswochen ist das Serumkomplement deutlich erniedrigt.

Das Auftreten von Ödemen ist vorwiegend durch eine Störung der Kapillarpermeabilität bedingt. Aus diesem Grunde finden sich die Ödeme, im Gegensatz zu den kardinal bedingten Ödemen, an den Körperstellen mit lockerem Unterhautgewebe. Demzufolge fallen die Ödeme zuerst als Lid- und Gesichtsödeme auf und verleihen dem Patienten ein gedunsenes Aussehen. Die weitere Ausbreitung des Ödems betrifft vornehmlich Handrücken, Füße und die Genitalien.

Neben dem akuten Verlauf werden auch protrahierte Verlaufsformen beobachtet, die sich meist aus dem akuten Verlauf entwickeln. Der protrahierte Verlauf ist durch ein Fortbestehen der Proteinurie, der Mikrohämaturie und des Bluthochdruckes gekennzeichnet. Diese Symptome können noch nach vielen Jahren nachweisbar sein. In seltenen Fällen sind diese Symptome mit einer zunehmenden Nierenfunktionseinschränkung verbunden.

Verlauf und Prognose

In der überwiegenden Anzahl der Fälle heilt die Glomerulonephritis aus. Eine Ausheilung darf nur dann angenommen werden, wenn Proteinurie, Hämaturie und Hypertonie nicht mehr nachweisbar sind. Eine derartige Ausheilung kann noch nach mehreren Jahren eintreten. Üblicherweise dauert die Heilungsphase jedoch lediglich einige Monate.

Der Streptokokkeninfekt hat keinerlei Einfluß auf die Prognose und den Verlauf. Ein frühzeitig antibiotisch behandelter Infekt verhindert nicht das Auftreten der renalen Symptome. Körperliche Belastungen, Diät oder eine bestimmte Therapie haben keinen Einfluß auf die Krankheitsdauer oder den Ausgang. Es ist lediglich beobachtet worden, daß die Erkrankung bei Kindern in einem höheren Prozentsatz schon nach wenigen Wochen ausheilt.

Die Behandlung der endokapillären GN kann also nur rein symptomatisch erfolgen. Eine Dialysebehandlung ist in praktisch keinem Fall notwendig. Wegen des meist bestehenden Streptokokkeninfektes ist eine antibiotische Therapie während des Krankheitsverlaufes angezeigt.

5.1.4.2. Mesangioproliferative Glomerulonephritis

Synonym:

Postakute proliferative GN

Häufigkeit: Etwa 16 % aller Glomerulonephritiden

Ätiologie

Diese Form der chronischen GN kann aus einer akuten poststreptokokken-GN hervorgehen und noch nach vielen Jahren ausheilen. Die dabei beobachteten histologischen Veränderungen sind meist leicht. Im Gegensatz dazu werden meist schwere Veränderungen bei Patienten beobachtet, bei denen kein Streptokokkeninfekt in der Anamnese gesichert werden kann. Diese letzte Form ist klinisch von der zunächst genannten zu unterscheiden, da sie einen langsam progredienten Verlauf aufweist und oft in einer Urämie endet.

Die Zahl der mesangioproliferativen GN ist sehr viel größer als die der endokapillären GN, so daß der überwiegende Anteil der mesangioproliferativen GN primär chronisch entstehen muß.

Unter die genannte Gruppe der Glomerulonephritiden fallen auch die immunologisch definierten IgG- und IgA-Nephritiden.

Histologie

Mehr oder weniger stark ausgeprägte Vermehrung von Mesangiumzellen und Mesangiummatrix. Endothelzellenschwellung und Proliferation fehlen. Die Kapillarlichtungen sind aufgrund der fehlenden Exsudation meist gut sichtbar. Entsteht die GN aus einer endokapillären GN, so kann über das Stadium einer minimal proliferierenden interkapillären GN eine Heilung eintreten.

Symptomatologie

Diese Gruppe der Glomerulonephritiden stellt weder ätiologisch noch klinisch eine Einheit dar. Vielmehr sind gerade klinisch die unterschiedlichsten Verläufe und Symptome zu beobachten. Histologisch und immunhistologisch ist eine mittelschwere, eine schwere Form, die vernarbende Form und die Immunkomplexnephritis abzugrenzen.

Bei der mittelschweren Form besteht fast immer eine Proteinurie, die in etwa einem Drittel der Fälle ein nephrotisches Syndrom verursacht. Erythrocyturie und Hypertonie sind ebenfalls relativ häufige Symptome.

Bei der schweren Verlaufsform ist die Proteinurie obligates Symptom und ein nephrotisches Syndrom tritt in mehr als 80 % der Fälle auf. Bei mehr als der Hälfte der Patienten besteht eine stärkere Nierenfunktionseinschränkung.

Bei der mesangioproliferativen Glomerulonephritis mit Vernarbungszeichen liegt fast immer eine Hypertonie vor. Proteinurie, Erythrocyturie und Niereninsuffizienz sind außerdem häufige Symptome. Ein nephrotisches Syndrom tritt dagegen relativ selten auf.

Die Immunkomplexnephritis hat in der Regel einen relativ günstigen Verlauf. Es ist nicht sicher, ob eine immunsuppressive Therapie den Verlauf wesentlich beeinflussen kann. Trotz der allgemein guten Prognose sind Fälle bekannt, bei denen es zu einer terminalen Niereninsuffizienz gekommen ist.

Verlauf und Prognose

Entsprechend den unterschiedlichen Formen dieser Nierenerkrankung unterscheiden sich auch die verschiedenen Verlaufsformen. Bei der mittelschweren Form tritt in etwa 10 % der Fälle eine terminale Niereninsuffizienz auf. In einigen Fällen kann der Prozeß jedoch auch noch zum Stillstand kommen und somit eine Ausheilung eintreten. Dies ist bei der schweren Form nicht mehr der Fall. Weiterhin endet die schwere Form in etwa einem Drittel der Fälle in einer terminalen Niereninsuffizienz. Noch schlechter ist die Prognose, wenn Vernarbungszeichen histologisch nachgewiesen werden. Etwa 40 % dieser Patienten müssen mit einer Urämie rechnen. Die Prognose der Immunkomplexnephritis ist ungewiß, jedoch in der überwiegenden Anzahl der Fälle als relativ günstig anzusehen.

5.1.4.3. Mesangioproliferative Glomerulonephritis mit fokaler Halbmondbildung

Häufigkeit: relativ selten

Ätiologie

Häufig gehen der Glomerulonephritis Infekte im Nasen-Rachen-Raum voraus. In der überwiegenden Anzahl der Fälle tritt diese Erkrankung im Rahmen von Systemerkrankungen auf wie z. B. Lupus Erythematodes, Purpra Schoenlein Henoch, Periarteriitis etc.

Histologie

Im Bereich der Glomerula werden meist kleine, zeltartige Deckzellproliferate beobachtet. Diese extrakapilläre Proliferation oder Halbmondbildung kommt zusammen mit einer Proliferation von Mesangiumzellen und Matrix vor.

Symptomatologie

Meist bestehen bei den Patienten eine Hypertonie und eine Mikrohämaturie. Allgemeine Leistungsschwäche und andere unspezifische klinische Symptome können ebenfalls vorkommen. Ein Drittel der Patienten entwickelt in dem überwiegend chronischen Verlauf ein nephrotisches Syndrom.

Nephrotisches Syndrom und Hämaturie sind oft von wechselnder Intensität.

Verlauf und Prognose

Die Erkrankung verläuft meist chronisch, kann jedoch von akuten Schüben unterbrochen werden. Die Prognose ist sehr wechselnd. Neben Ausheilungen kommen bemerkenswert viele Todesfälle vor. Die Frequenz der terminalen Niereninsuffizienz ist relativ hoch. Es ist unklar, ob die unterschiedlichen Verlaufsformen auf eine Therapie mit Immunsuppressiva oder Zystostatika zurückgeführt werden können. Wegen der fraglichen Prognose wird bei dieser Glomerulonephritis meist ein Behandlungsversuch unternommen.

5.1.4.4. Minimal proliferierende interkapilläre Glomerulonephritis

Synonyma:
MPI-Nephritis, Lipoidnephrose, minimal changes lesion.

Häufigkeit: Etwa 40% aller Glomerulonephritiden. Ein Viertel der Erkrankungen verläuft mit nephrotischem Syndrom.

Ätiologie

Die Erkrankung kommt vorwiegend bei Kindern und

jüngeren Patienten vor. Streptokokken haben keinen nachweisbaren Einfluß. Unbekannte Noxen oder Immundefekte werden diskutiert. Es handelt sich insgesamt sicher um eine heterogene Krankheitsgruppe. Immunkomplexnephritiden werden histologisch auch dieser Gruppe zugeordnet.

Histologie

Es besteht eine sehr geringgradige Mesangiumproliferation, die so gering sein kann, daß es schwierig ist, die Glomerula von gesunden zu unterscheiden. Es kann sich bei dem Befund auch um eine nahezu abgeheilte endokapilläre GN handeln. Liegt ein nephrotisches Syndrom vor, so sind elektronenoptisch die Deckzellfüßchen der Glomeruluskapillaren nicht sichtbar.

Symptomatologie

Besteht kein nephrotisches Syndrom, so wird die Diagnose meist nur zufällig entdeckt, da klinische Symptome oder Beschwerden fehlen. Selten kommen unklare Fieberschübe vor, die auf diese Nierenerkrankung zurückgeführt werden können. Das nephrotische Syndrom ist besonders bei Kindern häufig. Auch ohne nephrotisches Syndrom besteht eine selektive Proteinurie. Hypertonie und Hämaturie sind eher selten. Die Nierenfunktion ist in der Regel nicht eingeschränkt. Auffällig bei dieser Erkrankung ist der akut rezidivierende Verlauf. Dies zeigt sich einmal an der Intensität der Proteinurie. Zum anderen sind akute Schübe mit Einschränkung der Nierenfunktion bis zum akuten Nierenversagen möglich.

Verlauf und Prognose

Die Nierenfunktion bleibt viele Jahre, auch bei Verläufen mit akutem Nierenversagen, erhalten. Das nephrotische Syndrom läßt sich sehr gut mit Steroiden und bei deren Versagen mit Cyclophosphamid behandeln. Durch die guten therapeutischen Möglichkeiten, die nur langsam zunehmende Nierenfunktionseinschränkung und den meist fehlenden Hypertonus besitzt diese Form der Glomerulonephritis eine ausgesprochen günstige Prognose. Spontanheilungen sind häufig. Eine Niereninsuffizienz wird selten beobachtet.

5.1.4.5. Minimal proliferierende interkapilläre Glomerulonephritis mit fokaler Sklerose

Synonyma:
  Fokal sklerosierende GN, Hyalinose segmentaire et focale, vernarbende GN.

Häufigkeit: Relativ selten

Ätiologie

  Wie bei der MPI unklar. Möglicherweise Verlaufsvariante der MPI-GN.

Histologie

  Es finden sich die gleichen Veränderungen wie bei der MPI-GN mit nephrotischem Syndrom. Zusätzlich sieht man herdförmige Läsionen, die als fokale, segmentale Hyalinosen bezeichnet werden. Die Veränderungen sind nur an einzelnen Läppchen einzelner Glomerula zu finden. Bei den Veränderungen handelt es sich um lokale Kapillarwandverdickungen und Verwachsungen mit der *Bowman*'schen Kapsel sowie um Endothelzellverfettungen und -verkalkungen. Immunhistologisch können in diesen Herden oft IgM-Präzipitate nachgewiesen werden.

Symptomatologie

  In praktisch allen Fällen besteht eine Proteinurie, die bei etwa 80 % das Ausmaß eines nephrotischen Syndroms erreicht. Erythrocyturie, Hypertonie und Niereninsuffizienz sind deutlich weniger häufig; jedoch erheblich häufiger als bei der MPI-GN ohne Sklerosen. Bei dieser Form der GN ist ebenfalls der schubweise Verlauf charakteristisch. Nach völlig symptomfreien Perioden kann ein akutes Nierenversagen auftreten. Dieses akute Nierenversagen wird sehr häufig im Zusammenhang mit einem schweren nephrotischen Syndrom beobachtet.

Verlauf und Prognose

Wegen des relativ seltenen Auftretens kann keine bindende Aussage über die Prognose gemacht werden. Die Prognose ist jedoch sicher viel ungünstiger als die der MPI-GN ohne Sklerosen. Der Verlauf sowie das nephrotische Syndrom sind therapeutisch ausgesprochen schwer zu beeinflussen, so daß in diesen Zusammenhang auch von einer Steroidresistenz gesprochen wird. Häufig bleibt relativ lange eine ausreichende Nierenfunktion erhalten; es kann aber auch in einigen Fällen sehr rasch zu einem terminalen Nierenversagen kommen. Spontanheilungen werden zuweilen auch beobachtet.

5.1.4.6. Perimembranöse Glomerulonephritis

Synonyma:

Membranöse GN, extramembranöse GN, epimembranöse GN.

Häufigkeit: Fast 10 % aller Glomerulonephritiden

Ätiologie

Diese Form der GN kommt zunächst einmal als Begleiterkrankung bei Lues, Malaria, primär-chronischer Polyarthritis und Neoplasien vor. Weiterhin kann sie durch Substanzen wie Gold, Quecksilber, Tridone und Penicillamin ausgelöst werden. Das Erwachsenenalter ist deutlich bevorzugt. Weiterhin sind häufig IgG und beta 1 c-Komplement an der Basalmembran nachweisbar.

Histologie

Charakteristisch sind die Immunpräzipitate in den äußeren subepithelialen Schichten der kapillären Basalmembran. Die Basalmembran dringt stellenweise in diese Ablagerungen spikesartig vor. Die Immunkomplexe lassen sich lediglich elektronenoptisch von der Basalmembran trennen. Im weiteren Verlauf werden die Immunkomplexe von Basalmembrangewebe überwuchert. Werden nun die Immunablagerungen herausgelöst, so erhält die Basalmembran lichtoptisch eine Doppelkontur.

Symptomatologie

Bei fast der Hälfte der erwachsenen Patienten mit nephrotischem Syndrom liegt eine perimembranöse GN vor. Auch ohne nephrotisches Syndrom besteht meist eine nicht-selektive Proteinurie. Erythrocyturie und Niereninsuffizienz sind zunächst eher selten. Komplement ist meist normal. Die mit fortschreitender Erkrankung eintretende Niereninsuffizienz ist meist von einer Hypertonie begleitet.

Verlauf und Prognose

Bei diesem Krankheitsbild fällt eine hohe Spontanremissionsrate auf. Die Remissionen sind allerdings sehr selten endgültig. Insbesondere bei Kindern wird ein ausgesprochen günstiger Verlauf beobachtet. In seltenen Fällen ist jedoch auch ein rasch progredienter Verlauf möglich, der früh in der Urämie endet. Ist eine auslösende Noxe nachweisbar und kann diese entfernt werden, so ist die Prognose besonders günstig. Therapieerfolge sind sehr schwer zu beurteilen, da immer wieder eine erhebliche Diskrepanz zwischen klinischer und histologischer Beurteilung des Zustandes auffällt. Eine medikamentöse Therapie hat wahrscheinlich keinen Einfluß auf den Krankheitsverlauf. Insbesondere hat sich eine Therapie mit Azathioprin und Steroiden als unwirksam erwiesen.

5.1.4.7. Membranoproliferative Glomerulonephritis

Synonyma:

Parietoproliferative GN, mesangiokapilläre GN, hypokomplementämische GN, lobuläre GN.
Häufigkeit: Relativ selten

Ätiologie

Bei einigen Fällen vor akutem Beginn geht ein Infekt im Nasen-Rachen-Raum der Erkrankung voraus. Das C_3-Komplement im Serum ist als inkonstantes Symptom vermindert.

Histologie

Die Mesangiumproliferation ist deutlich stärker als bei der einfachen perimembranösen Form. Weiterhin findet sich eine unregelmäßige Verdickung der Basalmembran durch Einwachsen von Mesangiumzellen, durch Eiweißpräzipitate und durch eine Verbreiterung der Basalmembran selbst. Bei stärkerer Mesangiumproliferation und fehlenden Verwachsungen zwischen den Läppchen tritt die Läppchenstruktur der Glomerula besonders deutlich hervor, so daß man danach eine lobuläre Variante unterscheidet.

Symptomatologie

Das klinische Bild ist durch eine relativ konstante Proteinurie und häufig durch ein nephrotisches Syndrom gekennzeichnet. Eine Erythrocyturie ist weniger imponierend. Bei mehr als der Hälfte der Patienten besteht jedoch eine Hypertonie und eine Niereninsuffizienz. Das klinische Bild ist jedoch ganz überwiegend durch das nephrotische Syndrom geprägt. Besteht kein nephrotisches Syndrom, so sind die Patienten meist beschwerdefrei.

Verlauf und Prognose

Das Vorkommen des nephrotischen Syndroms ist prognostisch entscheidend. Liegt ein nephrotisches Syndrom vor, so beträgt die Überlebensrate nach 10 Jahren nur noch 30 %; bei Fehlen des nephrotischen Syndroms beträgt sie dagegen nach dem gleichen Zeitraum 95 %. Bei etwa 40 % der Patienten mit membranoproliferativer GN muß im weiteren Verlauf der Erkrankung mit dem Auftreten einer terminalen Niereninsuffizienz gerechnet werden.

5.1.4.8. Mesangioproliferative Glomerulonephritis mit diffuser Halbmondbildung

Synonyma:

Subakute Nepritis, perakute Nepritis, rapid progressive

GN, maligne GN, intra- und extrakapilläre proliferative GN. Häufigkeit: Etwa 10% der Glomerulonephritiden

Ätiologie

Die glomerulären Veränderungen finden sich als Begleitsymptom bei Purpura Schoenlein-Hennoch, Periarteriitis nodosa, Wegener'scher Granulomatose, Goodpasture-Syndrom, Lupus Erythematodes, thrombotisch-thrombozytopenischer Purpura. Bei etwa der Hälfte aller rapid progressiven Glomerulonephritiden ist eine dieser genannten Grunderkrankungen zu finden.

Histologie

Neben einer meist milden Proliferation der Mesangiumzellen kommt es zur Ausbildung zellreicher, halbmondförmiger Proliferate in praktisch allen Kapselräumen. Während die extrakapillären Prozesse das Geschehen bestimmen, treten die intrakapillären Veränderungen in den Hintergrund. Wenn in den ersten Tagen des Krankheitsgeschehens Kapillarwandnekrosen auftreten, so wird diese Form als nekrotisierende GN bezeichnet.

Symptomatologie

Häufig beginnt die Erkrankung mit heftigen Nierenschmerzen; zuweilen geht ein Streptokokkeninfekt voraus. Sehr früh treten eine Oligo-Anurie sowie generalisierte Ödeme auf. Bei geringer Diurese ist meist eine Makrohämaturie und eine massive Proteinurie zu beobachten. Meist besteht ein exzessiver Hypertonus; die Erkrankung kann aber auch ohne wesentliche Blutdrucksteigerung verlaufen. Im weiteren Verlauf tritt mit zunehmender Azotämie rasch das Vollbild der Urämie ein.

Die Laborbefunde sind durch die rasch zunehmende Azotämie mit Azidose und Anämie geprägt. Im Serum werden oft glomeruläre Basalmembran-Antikörper gefunden. Die BSG ist meist maximal beschleunigt. Komplement ist oft vermindert.

Eine sichere Diagnose läßt sich nur durch eine Nierenbiopsie stellen.

Verlauf und Prognose

Im Hinblick auf das Überleben ist die Prognose der Erkrankung ausgesprochen schlecht. Wird die Krankheit jedoch überlebt, so ist bisher in praktisch allen Fällen eine weitere Dialysebehandlung notwendig gewesen. Mehr als die Hälfte der Patienten versterben jedoch in den ersten 6 Monaten. Durch konsequente Therapie mit Immunsuppressiva und Heparin wurden vereinzelt jedoch auch bessere Ergebnisse erzielt.

Auch die Grunderkrankung ist für die Prognose von Bedeutung. Weiterhin ist die Prognose der nekrotisierenden Form noch wesentlich schlechter als die der rein proliferativen GN. Der Tod wird meist durch extrarenale Komplikationen verursacht wie Bronchopneumonie, Peritonitis, Pericarditis etc.

5.1.4.9. Exsudative Glomerulonephritis

Diese Form der GN ist extrem selten; sie spielt praktisch keine Rolle. Die histologischen Veränderungen sind durch ein leucocytreiches Exsudat in den Glomeruluskapillaren gekennzeichnet. Diese GN kommt gewöhnlich als Begleiterkrankung bei Streptokokkeninfekten vor.

5.1.4.10. Echte lobuläre Glomerulonephritis

Diese ebenfalls sehr seltene Form der Glomerulonephritis kann histologisch von der lobulären Variante der membranoproliferativen GN dadurch abgetrennt werden, daß die Basalmembranen zart und gut abgrenzbar gefunden werden. Klinisch ist diese Erkrankung genau wie die lobuläre membranoproliferative GN zu bewerten.

5.1.4.11. Glomeruläre Herdnephritis

Häufigkeit: Sehr selten

Ätiologie

Diese Form der GN wird meist im Rahmen einer Schoenlein-Hennoch-Purpura oder einer Endocarditis lenta beobachtet. Kinder sind deutlich häufiger betroffen als Erwachsene.

Histologie

Herdförmiger Befall einzelner Läppchen einiger Glomerula. Fibrinoide Nekrosen der befallenen Kapillarwände mit Proliferation ortsständiger Zellen und Verwachsungen mit der *Bowman*'schen Kapsel. Starke Tendenz zur Narbenbildung.

Symptomatologie

Proteinurie und Hämaturie sind führende Symptome. Die Erkrankung verläuft ausgesprochen schubweise, so daß die Symptome nur intermittierend nachweisbar sein können. Hypertonie und eine Einschränkung der Nierenfunktion sind selten.

Verlauf und Prognose

Selten kommt es zur terminalen Niereninsuffizienz. Die histologischen Veränderungen sind in der Frühphase oft jedoch nicht von denen einer nekrotisierenden GN im Entwicklungsstadium zu unterscheiden. Sollten die glomerulären Veränderungen diesen Weg nehmen, ist die Prognose natürlich sehr ungünstig.

5.2. Pyelonephritis

Nach der Glomerulonephritis ist die Pyelonephritis (PN) die häufigste Ursache des chronischen, terminalen Nierenversagens. Die Harnwegsinfektionen sind außerordentlich häufig. Abgesehen von Erkrankungen des oberen Respirationstraktes handelt es sich wahrscheinlich um die häufigste Infektion überhaupt; mit Sicherheit ist es die häufigste bakterielle Infektion. Die Bedeutung dieser Erkrankung liegt einmal darin, daß 20 % der Patienten, die mit chronischer Dialyse behandelt werden, als Grunderkrankung eine chronische Pyelonephritis aufweisen. Die Urämie ist jedoch nur bei einem Drittel der Patienten mit chronischer Pyelonephritis direkte Todesursache;

etwa 40 % sterben an Sekundärerscheinungen, nämlich an Herz- und Gefäßleiden. Man kann davon ausgehen, daß 15 % aller Menschen an einer Pyelonephritis leiden und daß bei etwa 5 % der Bevölkerung die Pyelonephritis den Tod mitverursacht, wenn nicht allein herbeigeführt hat. Die hohe Morbiditätsrate ist unter dem Aspekt zu sehen, daß die Pyelonephritis praktisch immer bereits im Frühstadium diagnostiziert und auch therapiert werden kann.

5.2.1. Definition

Als Pyelonephritis muß man jede Harnwegsinfektion bezeichnen, da praktisch immer die Niere in den Krankheitsprozeß mit einbezogen wird und die Infektion nicht an den anatomischen Grenzen haltmacht. Die Bezeichnungen „Reizblase", „Blasenkatarrh", „Pyurie", „Cystitis", „Pyeltis", „Cystopyelitis" etc. sind praktisch immer unzureichend und bagatellisieren zudem in der Regel ernstzunehmende Symptome.

Man unterscheidet heute eine chronische und eine akute sowie eine primäre und eine sekundäre Pyelonephritis. Es ist in der Praxis relativ schwierig, zwischen einer akuten Pyelonephritis und dem akuten Schub einer chronischen Pyelonephritis zu unterscheiden. Nierenbioptische Untersuchungen haben gezeigt, daß mehr als 80 % der angeblich akuten Pyelonephritiden bei Erwachsenen lediglich akute Schübe einer chronischen PN sind. Da der bioptische Nachweis der PN relativ schwierig ist, liegt die wirkliche Häufigkeit der chronischen PN wahrscheinlich noch höher, so daß man annehmen kann, daß die primär akute PN außerordentlich selten beobachtet wird.

Wenn ein lokaler Faktor zur Entwicklung einer PN prädisponiert, so wird die dann entstandene PN als sekundär bezeichnet. Solche Faktoren sind: Harnstauung, vesicoureteraler Reflux, Diabetes mellitus, Gravidität, Blasenatonie bei Querschnittslähmung etc. Sind derartige Faktoren dagegen nicht nachweisbar, so liegt definitionsgemäß eine primäre PN vor.

5.2.2. Ätiologie und Pathogenese

Wenn Bakterien in den Harntrakt eingedrungen sind, hängt die Entwicklung einer Pyelonephritis von der Keimzahl, von deren Virulenz und von den Abwehrmechanismen des Körpers ab. Praktisch alle Erreger, die für einen Harnwegsinfekt in Frage kommen, können sich im Urin gut vermehren. Hohe Osmolarität des Urins, hohe Harnstoffkonzentration oder niedriger pH-Wert wirken allerdings dem Bakterienwachstum entgegen, so daß normalerweise Bakterien in geringer Anzahl nicht in der Lage sind, einen Harnwegsinfekt zu erzeugen.

Weiterhin wirkt das Prostatasekret hemmend auf das Bakterienwachstum, so daß fehlendes Prostatasekret möglicherweise die Pyelonephritishäufigkeit bei männlichen Säuglingen und bei älteren Männern erklärt.

Man kann davon ausgehen, daß die Pyelonephritis eine Infektionskrankheit wie jede andere ist. Aus diesem Grund sind keine speziellen Vorbedingungen zur Infektion erforderlich, es gibt aber prädisponierende Faktoren allgemeiner sowie spezieller pathologisch-anatomischer Art. Die Beachtung und Bewertung der prädisponierenden Faktoren ist außerordentlich wichtig, da sie häufig die Ursachen therapeutischer Mißerfolge sind.

5.2.2.1. Allgemeine prädisponierende Faktoren

a) Chronische Obstipation

Insbesondere bei Frauen ist die chronische Obstipation auslösende Ursache einer Pyelonephritis. Die dabei nachzuweisenden Erreger sind meist mit denen der Darmflora identisch. Häufig kann die Pyelonephritis erst nach Behandlung einer chronischen intestinalen Erkrankung bzw. nach Beseitigung der chronischen Obstipation therapeutisch wirksam beeinflußt werden.

b) Laxantienabusus

Mit der chronischen Obstipation ist oft ein Laxantienabusus vergesellschaftet. Bahnender Faktor für die Pyelonephritis ist in diesen Fällen die Hypokaliämie wie auch die Hypokaliämie anderer Genese durch gesteigerte Ammoniakbildung und damit Verminderung der Infektabwehr.

c) Phenacetinabusus

Bei Phenacetinabusus werden vermehrt Harnwegsinfekte beobachtet. Am ehesten spielt die spezielle Art der Nierenerkrankung dabei die entscheidende Rolle.

d) Kortikoidlangzeittherapie

Im Rahmen der Steroidtherapie wird von verschiedenen Stellen über eine gesteigerte Anfälligkeit für die PN berichtet.

e) Stoffwechselkrankheiten

Bei Gicht, Diabetes mellitus und Nephrokalzinose. Gicht und Nephrokalzinose stören durch die Ablagerungen im Interstitium den freien Harnabfluß und wirken so bahnend für die Pyelonephritis.

Der Diabetes mellitus ist für die Entstehung der Pyelonephritis sicher die bedeutendste Stoffwechselstörung. Weibliche Diabetiker weisen fünfmal so häufig einen Harnwegsinfekt auf wie Patientinnen ohne Diabetes. Fast 5 % aller Diabetiker versterben in der Urämie wegen pyelonephritischer Schrumpfnieren.

Ursache der Infekthäufigkeit sind die Gefäßveränderungen und damit die Mangeldurchblutung der Nieren, der gute Bakteriennährboden in Form des zuckerhaltigen Urins und die azidotische Stoffwechsellage, die durch vermehrte Ammoniakbildung eine erhöhte Empfindlichkeit gegenüber bakteriellen Infekten nach sich zieht.

f) Hypertonie

Die Hypertonie ist Ursache einer Nephrosklerose, welche wiederum eine Nierenminderdurchblutung und gesteigerte Infektanfälligkeit bedingt. Aus diesem Grund werden bei Hypertonikern häufiger Harnwegsinfekte beobachtet.

g) Schwangerschaft

Gravidität und postpartale Phase sind besonders gefährdete Zeiträume für die Entstehung oder Exacerbation einer Pyelonephritis. Als Ursache kann einmal die schwangerschaftsbedingte Gewebeänderung sowie der Östrogeneinfluß angenommen werden. Weiterhin wird die Atonie der ableitenden Harnwege als prädisponierender Faktor angeschuldigt.

h) Schwere Allgemeinerkrankungen

Bei diesen Erkrankungen, insbesondere bei konsumierenden Krankheiten, besteht im Rahmen der allgemeinen Resistenzminderung auch eine gesteigerte Anfälligkeit für die Pyelonephritis.

i) Nierenkrankheiten

Bei allen Nierenkrankheiten wird eine Neigung zur Pyelonephritis als Zeiterkrankung beobachtet. Besonders ausgeprägt ist dies bei der diabetischen Glomerulosklerose und den Zystennieren.

5.2.2.2. Anatomische prädisponierende Faktoren

a) Harnstauung

Die Harnstauung ist sicher der wichtigste pathogenetische Faktor bei der Entwicklung der Pyelonephritis. Eine Obstruktion kann durch kongenitale Anomalien, durch Harnsteine, Tumoren der Harnwege oder der Umgebung oder durch eine Prostatahypertrophie hervorgerufen worden sein. Da der Urin prinzipiell eine Vermehrung der Mikroorganismen zuläßt, ist es erklärlich, daß sich bei einer Harnstauungsniere eingedrungene Erreger rasch ausbreiten.

b) Mißbildungen

Fehlgebildete Nieren sind besonders für die Pyelonephritis anfällig. Dies ist insbesondere, wie bereits erwähnt, bei Zystennieren der Fall. Weiterhin ist die Infektanfälligkeit bei Nierenhypoplasie, bei Nierendystopie und bei Megaureteren anzutreffen.

c) Geschlechtsspezifische Bedingungen

Frauen erkranken etwa doppelt so häufig an Pyelonephritis wie Männer; dabei ereignet sich die Infektion in 75 % der Fälle vor dem 40. Lebensjahr. Als Ursache dieser Häufigkeit

wird die kürzere weibliche Harnröhre, fehlendes Prostatasekret und die Infektgefährdung während der Schwangerschaft angenommen. Inwieweit eine hormonale Kontrazeption
einen fördernden Einfluß hat, ist noch nicht ausreichend untersucht.

5.2.2.3. Funktionelle Störungen

a) Neurogene Blasenstörungen

Zahlreiche neurologische Krankheitsbilder gehen mit Bla-
senentleerungsstörungen einher. Die überfüllte Blase hat einen
Rückstau zur Folge. Bei diesen Erkrankungen handelt es sich
z. B. um multiple Sklerose, Poliomyelitis, funikuläre Myelose
etc. oder Querschnittslähmungen unterschiedlicher Genese. Die
Pyelonephritis besitzt bei den genannten Erkrankungen eine
außerordentliche Bedeutung. So ist z. B. die Lebenserwartung
von Patienten mit traumatischer Querschnittslähmung ganz
überwiegend von der Behandlung bzw. der Prognose der
Pyelonephritis abhängig.

b) Vesikoureteraler Reflux

Diese Störung prädisponiert zur Pyelonephritis und kommt
besonders im Kindesalter vor. Mit zunehmendem Wachstum kann die Anomalie spontan verschwinden. Andererseits
kann aber auch eine chronische Pyelonephritis zum vesiko-
ureteralen Reflux führen und damit die Pyelonephritis aufrechterhalten. In speziellen Fällen ist die Reimplantation des
Ureters in die Harnblase angezeigt.

5.2.2.4. Iatrogene Ursachen

Als wichtige Ursache der Pyelonephritis muß der Blasenkatheterismus angesehen werden. Wird ein Dauerkatheter
notwendig, so ist 24 Stunden nach dem Einlegen bei der Hälfte
und nach 96 Stunden bei praktisch allen Patienten eine Bakteriurie nachweisbar. Da die Blasendauerkatheterisierung vornehmlich bei schwerkranken, resistenzgeminderten oder Patienten mit Harnentleerungsstörungen angewendet wird, ist
diese Bakterurie in fast allen Fällen mit einer floriden Pyelonephritis gleichzusetzen. Daraus ergibt sich die Folgerung,

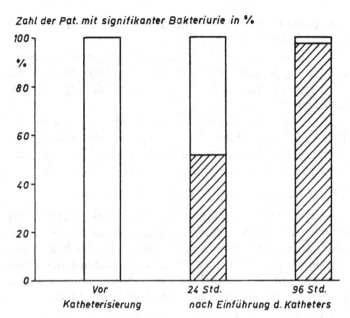

Abb. 9. Signifikante Bakteriurie nach Dauerkatheterismus (Nach *Käss*, 1957)

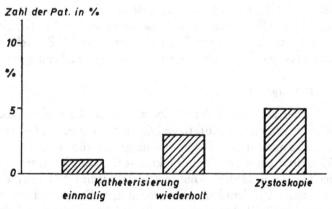

Abb. 10. Signifikante Bakteriurie nach instrumentellen Eingriffen (Nach *Prát*, 1965)

daß wiederholtes Katheterisieren weniger gefährlich ist als der Blasendauerkatheter (Abb. 9).

Die Indikation zur Blasenkatheterisierung muß ausgesprochen streng gestellt werden. In der überwiegenden Zahl der Fälle läßt sich die Katheterisierung durch die suprapubische Blasenpunktion ersetzen.

Durch die Keimbesiedlung der Uretra ist auch bei der Zystoskopie die Gefahr der Harnwegsinfektion erheblich. Insbesondere nach länger dauernden urologischen Eingriffen kann meist eine Bakteriurie nachgewiesen werden (Abb. 10).

5.2.2.5. Hämatogene Infektion

Die aufsteigende Harnwegsinfektion mit Nierenparenchymbeteiligung ist sicher der übliche Infektionsmodus. In sehr seltenen Fällen kann man jedoch auch eine hämatogene Pyelonephritis nachweisen. Da diese Möglichkeit der Pyelonephritis prinzipiell besteht, ist im Rahmen der Pyelonephritistherapie auch ein möglicher Streuherd zu beseitigen.

5.2.2.6. Immunmechanismen

In einzelnen Fällen konnte bei Patienten mit Pyelonephritis ein Immundefekt nachgewiesen werden. Weiterhin kann Coliendotoxin die Entzündungsprogredienz im Gewebe fördern. Letztlich können bei der Pyelonephritis häufig antikörperbeladene Bakterien im Urin nachgewiesen werden. Die Bedeutung der immunologischen Phänomene bei der Entstehung und Therapie der Pyelonephritis ist noch weitgehend unklar.

5.2.3. Diagnostik

Bei der Diagnostik der Pyelonephritis muß zwischen einer qualitativen und quantitativen Diagnostik unterschieden werden. Die quantitative Diagnostik untersucht die Frage, ob eine Aktualität eines Harnwegsinfektes vorliegt. Es kann sich dabei um einen akuten Schub einer chronischen PN oder um eine akute PN handeln. Die quantitative Diagnostik untersucht den Grad der Nierenparenchymschrumpfung und der Nierenfunktionseinschränkung.

5.2.3.1. Qualitative Diagnostik

a) Leucozyturie

Die Leucozytenausscheidung im Urin ist die wichtigste diagnostische Maßnahme zum Nachweis einer Pyelonephritis. Die Gesichtsfeldmethode des Mittelstrahlurins bietet Anhaltspunkte dafür, ob eine weitere Untersuchung notwendig ist oder nicht. Die weiterführende Diagnostik muß die Leucozyturie quantifizieren und eine Leucozytenbeimengung aus Prostata, Vagina oder Harnröhre ausschließen. Dies ist durch die Kammerzählung der Leucozyten aus dem Blasenpunktionsurin möglich. Bei einer signifikanten Leucozyturie im Blasenpunktionsurin ist auch dann ein aktueller Harnwegsinfekt anzunehmen, wenn der Nachweis einer Bakteriurie nicht gelingt. Der symptomlosen Leucozyturie ist sicher mehr Bedeutung beizumessen als einer asymptomatischen passageren Bakteriurie. In der überwiegenden Zahl der Fälle werden bei einer aktuellen Pyelonephritis Leucozytenzylinder nachgewiesen. Diese Zylinder haben, im Gegensatz zu der früheren Ansicht, größere Aussagekraft als der Nachweis der Sternheimer-Malbin-Zellen.

b) Erythrozyturie

Eine Hämaturie ist für die Pyelonephritis nicht typisch, sie kommt jedoch in fast der Hälfte aller Fälle vor. In jedem Fall muß eine andere Ursache der Erythrozyturie ausgeschlossen werden. Die Kombination von Mikrohämaturie und Leucozyturie bei fehlendem Keimnachweis ist auf das Vorliegen einer Tuberkulose verdächtig.

c) Proteinurie

Bei einer aktuellen Pyelonephritis besteht meist eine Proteinurie geringen Grades. Die Proteinurie ist nicht selektiv. Eine Eiweißausscheidung im Urin von mehr als 2 g/die spricht eher gegen das Vorliegen einer Pyelonephritis.

d) Bakteriurie

Dem Keimnachweis gilt bei der Pyelonephritis besonderes Interesse, da die Ursache der Erkrankung in einer bakteriellen

Qualitative Diagnostik bei Harnwegsinfekt

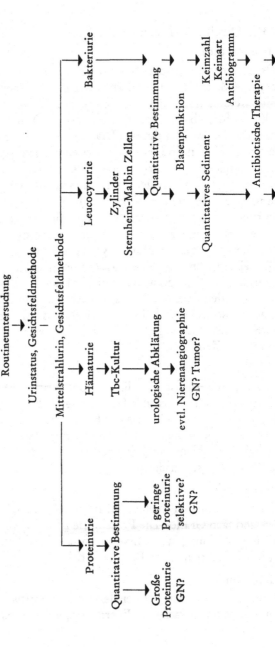

Klinische Symptome
Prädisponierende Faktoren
Routineuntersuchung
↓
Urinstatus, Gesichtsfeldmethode
|
Mittelstrahlurin, Gesichtsfeldmethode

Proteinurie → Quantitative Bestimmung
→ Große Proteinurie GN?
→ geringe Proteinurie selektive? GN?

Hämaturie → Tbc-Kultur → urologische Abklärung evtl. Nierenangiographie GN? Tumor?

Leucocyturie → Zylinder Sternheim-Malbin Zellen → Quantitative Bestimmung → Quantitatives Sediment → Antibiotische Therapie → Evtl. Beseitigung Prädisponierender Faktoren

Blasenpunktion

Bakteriurie → Quantitative Bestimmung → Keimzahl Keimart Antibiogramm → Antibiotische Therapie

Infektion zu sehen ist. Ein Fehlen von Erregern im Urin schließt jedoch eine Pyelonephritis, insbesondere eine chronische Pyelonephritis, nicht aus. Außerdem kann die Ursache eines Erregernachweises bzw. des fehlenden Keimnachweises in einer fehlerhaften bakteriologischen Diagnostik liegen.

aa) Voraussetzungen für eine exakte bakteriologische
Diagnostik

Zunächst muß darauf geachtet werden, daß der Urin und damit die Erreger ausreichend konzentriert zur Untersuchung gelangen, um ein Keimwachstum zu gewährleisten. Dies ist am ehesten im konzentrierten Nachturin gegeben. Weiterhin muß eine sekundäre Verkeimung ausgeschlossen werden. Die Verkeimung kann aus der Uretra, von dem äußeren Genitale oder durch die Urinabnahme eingeschleppt werden. Bei der Mittelstrahltechnik ist auf ein steriles Urinsammelgefäß zu achten. Durch die suprapubische Blasenpunktion wird sicherer eine Sekundärverunreinigung vermieden. Bei der akuten Pyelonephritis mit Polakisurie ist es jedoch nicht immer möglich, eine ausreichende Blasenfüllung für eine Blasenpunktion zu bekommen. Der gewonnene Urin muß sofort auf einen Nährboden gebracht werden, da sich die eingeschleppten Keime im Urin schnell vermehren. Die sofortige Verarbeitung des Urins ist bei Blasenpunktionsurin nicht erforderlich.

Zur bakteriologischen Untersuchung müssen wenigstens 3 Tage vorher alle Chemotherapeutika abgesetzt werden, um ein Keimwachstum zu ermöglichen. Liegt eine Niereninsuffizienz vor, so muß das Absetzen der Medikamente entsprechend früher erfolgen.

Falls bei entsprechender Symptomatik der Keimnachweis auch bei wiederholten Kontrollen nicht gelingt, sollte mit entsprechenden Transportgefäßen versucht werden, Anaerobier oder Pilze nachzuweisen.

bb) Nachweis der Bakteriurie

Die bakterielle Infektion kann meist schon bei der mikroskopischen Betrachtung des Urinsedimentes festgestellt werden. Insbesondere bei einer Coliinfektion läßt sich Nitrit im

Urin mit Hilfe von Teststreifen nachweisen. Der Test ist zuweilen aber auch bei anderen Erregern in hoher Keimzahl positiv. Für den quantitativen Nachweis eignen sich nährbodenbeschichtete Objektträger, auf denen nach Keimwachstum die Zahl der Bakterienkolonien semiquantitativ abgeschätzt werden können. Genauer, jedoch nicht unbedingt erforderlich, ist die Keimauszählung nach *Kass*. Erreger im Blasenpunktionsurin sind in jedem Fall als echte Bakteriurie zu werten. Bei der Mittelstrahlurinuntersuchung und bei der Katheterurinabnahme wird eine signifikante Bakteriurie dann angenommen, wenn die Keimzahl die Menge von 10^5/ml übersteigt.

Auf die bakteriologische Differenzierung mit Antibiogramm darf im Hinblick auf die Therapie nicht verzichtet werden. Dies ist nur in speziellen Laboratorien möglich. Die Transportprobleme werden durch die Verwendung von den nährbodenbeschichteten Objektträgern (Uricult®, Urifekt®) sehr viel geringer.

e) Weitere Laboruntersuchungen

Bei der chronischen PN liegen Leucozyten und Blutsenkung im Normbereich. Liegt ein akuter Schub oder eine akute PH vor, so lassen sich in Abhängigkeit von der Heftigkeit des Infektes, allgemeine Infektionszeichen wie Blutsenkungsbeschleunigung, C-reaktives Protein, Leucozytose und Linksverschiebung nachweisen.

f) Nierenbiopsie

Die Nierenbiopsie ist nicht zur Diagnostik der PN geeignet. Wegen der herdförmigen Ausbreitung liefert die Histologie weder sichere qualitative noch quantitative Befunde. Außerdem ist die Nierenbiopsie bei floridem Harnwegsinfekt wegen der Gefahr der Keimverschleppung bzw. Urosepsis nicht angeraten. Wird jedoch bei signifikanter Einschränkung der Nierenfunktion bei der Nierenbiopsie normales Nierengewebe gefunden, so kann eine herdförmige Nierenparenchymerkrankung und somit eine chronische PN angenommen werden.

5.2.3.2. Quantitative Diagnostik

Die qualitative Diagnostik entscheidet über die Notwendigkeit einer Therapie, während die quantitative Diagnostik Aussagen über Verlauf, Prognose und Therapieerfolg machen kann.

a) Röntgenuntersuchungen

Bei Verdacht auf eine chronische PN oder im Anschluß an einen akuten Harnwegsinfekt sollte ein i.v.-Pyelogramm angefertigt werden, schon um mögliche prädisponierende Faktoren festzustellen. Weiterhin zeigt eine Deformierung des Nierenhohlsystems oder eine Parenchymschrumpfung das Ausmaß der Zerstörung an. Die beschriebenen Veränderungen entwickeln sich bei der chronischen PN sehr langsam, so daß die Röntgenuntersuchung nicht zur kurzfristigen Verlaufskontrolle geeignet ist.

b) Nierenfunktionsprüfungen

Die Verlaufskontrolle ist die häufigste Indikation zur Durchführung einer Clearanceuntersuchung. Aus diesem Grunde sollte nach Behandlung eines Harnwegsinfektes immer eine Clearanceuntersuchung durchgeführt werden, um über Ausgangswerte zu verfügen. Aufgrund von jährlichen Kontrollen kann darüber befunden werden, ob die durchgeführte Therapie und Kontrolle ausreichend gewesen ist. Für die Verlaufskontrolle ist sowohl die Inulin-PAH, die endogene Kreatinin-Clearance als auch die Isotopen-Clearance geeignet.

Insbesondere zur Verlaufskontrolle bietet sich die endogene Kreatinin-Clearance an. Dieses semiquantitative Verfahren liefert relativ zuverlässige Vergleichswerte und ist mit weniger Aufwand durchführbar als die Inulin/PAH- oder Isotopen-Clearance. Für die primäre Diagnostik ist dieses Verfahren jedoch nicht geeignet, da diskrete Funktionseinschränkungen meist nicht erfaßt werden und außerdem die Filtrations-Fraktion nicht bestimmt werden kann.

c) Konzentrationsversuch

Eine frühzeitige Konzentrationseinschränkung ist für die PN charakteristisch. Beim Konzentrationsversuch werden die Normwerte nicht mehr erreicht. Falls noch keine Niereninsuffizienz mit Retention harnpflichtiger Substanzen vorliegt, kann der semiquantitative Konzentrationsversuch mit Gaben von Adiuretin durchgeführt werden. Nach intravenöser oder intramuskulärer Injektion von Adiuretin wird nach 2–3 Std. das maximal mögliche spezifische Uringewicht erreicht.

5.2.4. *Klinische Symptome bei Pyelonephritis*

Männer und Frauen sind von der PN gleich oft betroffen; bei Frauen liegt der Häufigkeitsgipfel jedoch bei einem niedrigeren Lebensalter im Vergleich zu den Männern. Beide Geschlechter zeigen jedoch einen weiteren Häufigkeitsgipfel im Kleinkindesalter. Die Anamnese ist uneinheitlich und oft fehlen jegliche Hinweise besonders bei lediglich chronisch verlaufender PN. Bei der Anamneseerhebung sollten die in Tab. 4 angeführten Punkte berücksichtigt werden.

Tab. 4. Anamnestische Hinweise bei Pyelonephritis (*Fuchs* 1976)

1. Erbliche Nierenleiden (Zystennieren)
2. Familiäre oder eigene Belastung: Hypertonie — Gicht — Diabetes mellitus
3. Frühe unklare fieberhafte Infekte
4. Kolik- oder Stein-Anamnese, Steinabgang
5. Brennen beim Wasserlassen, Harndrang, häufiges Wasserlassen
6. Bei Männern, Harnentleerungsstörungen, Prostata-Anamnese
7. Bei Frauen Krampfanfälle, Hautschwellungen oder andere Komplikationen in der Schwangerschaft
8. Bei Frauen gynäkologische Erkrankungen und Operationen
9. Gelegentlich oder häufig in letzter Zeit
   - dumpfe Rückenschmerzen
   - Durst,
   - Kopfschmerzen, Schwindel,
   - Inappetenz,
   - Gewichtsabnahme,
   - Leistungsschwäche
10. Welche Medikamente wurden regelmäßig eingenommen, vor allem Schmerzmittel, Dauer, Menge pro Tag

Die subjektiven Angaben der Patienten können sehr uncharakteristisch sein. Beschwerden über allgemeine Müdigkeit, Leistungsminderung, Abgeschlagenheit, Kopfschmerzen, Inappetenz, Gewichtsverlust und Druck in der Flankengegend sind möglich. Bei dem Vorliegen einer akuten PN oder dem akuten Schub einer chronischen PN sind die Angaben meist charakteristischer. Die Patienten geben meist Brennen beim Wasserlassen, dauernden Harndrang, häufiges Wasserlassen geringer Urinmengen und Flankenschmerzen an. Häufig werden auch Fieberschübe evtl. mit Schüttelfrost festgestellt.

Bei der klinischen Untersuchung ist in der Mehrzahl der Fälle ein klopfempfindliches Nierenlager nachweisbar. Der Befund ist häufiger einseitig als doppelseitig. Das angeblich typische „fahlgelbgraue Hautkolorit" kommt meist erst bei fortgeschrittener Nierenfunktionseinschränkung oder bei Phenacetinabusus vor. Bei der Palpation der Nieren ist besonders auf das Vorliegen von Zystennieren zu achten. Bei dem akuten Krankheitsbild ist meist die Blasengegend und oft auch der Ureterenverlauf druckschmerzhaft.

In Abhängigkeit vom Verlauf der PN sind die angegebenen Symptome unterschiedlich oft vorhanden und verschieden stark ausgeprägt. Das klinische Bild kann alle Übergänge zwischen der sog. asymptomatischen Bakteriurie und einer akuten Pyelonephritis evtl. mit Urosepsis einnehmen. Während bei den akuten Verlaufsformen Dysurie, Polakisurie und Bakteriurie kaum je vermißt werden, können die chronischen Verlaufsformen sehr symptomarm erscheinen und zu Fehldiagnosen Anlaß geben.

5.2.5. Therapie der Pyelonephritis

Nach der Behandlung prädisponierender Faktoren wird die Therapie der Pyelonephritis heute hauptsächlich mit Chemotherapeutika durchgeführt. Neben der spezifischen antiinfektiösen Therapie werden noch Harnwegsdesinfizientien und Analgetika eingesetzt.

Erstaunlicherweise hat sich das Erregerspektrum bei der PN bisher kaum verändert. E. Coli dominiert mit einer Häufigkeit von ca. 80%, gefolgt von Klebsiella und Enterobacter mit ca. 10%. Da die meisten Chemotherapeutika hohe Wirkstoffkonzentrationen im Urin erreichen, stellt die Elimination des Infektkeimes aus dem Harn meist kein Problem dar. Die Schwierigkeit liegt in der Vermeidung neuer Schübe. Eine hohe Rezidivhäufigkeit ist meist mit einem Erregerwechsel und zunehmender Chemoresistenz verbunden. Da es sich bei der behandlungsbedürftigen Harnwegsinfektion außerdem meist nur um den akuten Schub einer chronischen PN handelt, muß für die Patienten ein sorgfältiger Therapie- und Kontrollplan aufgestellt werden.

5.2.5.1. Unspezifische Therapie

Durch eine reichliche Flüssigkeitszufuhr wird die Keimkonzentration in den ableitenden Harnwegen vermindert. Weiterhin wirkt die damit verbundene häufige Entleerung der Blase der logarithmischen Wachstumsgeschwindigkeit der Mikroorganismen entgegen. Außerdem wird durch die reichliche Diurese das Auskristallisieren von Sulfonamiden in der Niere vermieden. Andererseits wird jedoch auch das Chemotherapeutikum verdünnt und bei bestehender Herzinsuffizienz die Ödembildung gefördert, so daß man in der Regel die forcierte Flüssigkeitszufuhr auf 2—3 l täglich beschränken sollte.

Die Änderung des Urin-pH kann die antibiotische Therapie unterstützen. Reichliche Eiweißernährung, Vitamin C oder Ammoniumchlorid säuern den Urin an, während die Ernährung mit Gemüsen und die Zufuhr von Puffergemischen (Acetolyt®, Uralyt-U®) oder Azetazolamid (Diamox®) den Urin-pH-Wert zur alkalischen Seite hin verschieben. Im sauren Urin sind Nitrofurantoin, Ampicillin und Carbenicillin stärker wirksam, während der alkalische Harn für Cephalosporine und Gentamycin ein günstigeres Milieu darstellt. Das Harndesinfizienz Methanamin-Mandelat (Mandelamine®) beseitigt meist rasch die Blasenschmerzen; es wirkt jedoch lediglich im sauren Urin. E. Coli hat eine optimale Wachstumsgeschwindigkeit bei einem pH zwischen 6,0 und 7,0.

5.2.5.2. Spezifische Therapie

Für die spezifische Therapie stehen eine ganze Reihe von bakterizid und bakteriostatisch wirksamen Medikamenten zur Verfügung. Wenn es der Zustand des Patienten zuläßt, sollte vor jeder antibiotischen Therapie der Erreger nachgewiesen und ein Antibiogramm aufgestellt werden. Anschließend wird eine Substanz angewendet, die bezüglich der getesteten Erreger eine ausreichende Wirksamkeit zeigt, eine gute Harnkonzentration erreicht und die geringsten Nebenwirkungen besitzt.

Initial hat sich die Schubbehandlung bewährt, d. h. es wird eine hochdosierte Behandlung für 2—3 Wochen durchgeführt. Wird dadurch keine Keimfreiheit erreicht, so muß die Behandlung wiederholt oder eine Infusionsbehandlung mit einem anderen Antibiotikum in noch höherer Dosierung eingeleitet werden. Sollte dies auch nicht zum Erfolg führen, so ist eine Langzeitbehandlung mit niedrigen Antibiotikadosen über mehrere Monate angezeigt.

Nach der Behandlung ist die PN regelmäßig durch die Untersuchung des quantitativen Urinsedimentes oder durch kulturelle Urinuntersuchungen zu kontrollieren. Bei Auftreten eines Rezidivs ist die sofortige antibiotische Therapie geboten. Treten trotz vorübergehender Keimfreiheit rasch hintereinander Rezidive auf, so ist auch bei Keimfreiheit im Anschluß an die antibiotische Therapie eine Rezidivprophylaxe mit einem niedrig dosierten, wirksamen Chemotherapeutikum erforderlich.

Im Abstand von 12—24 Monaten sollte die Nierenfunktion mit Clearancemethoden kontrolliert werden, um zu entscheiden, ob die bisher durchgeführte Therapie ausreichend gewesen ist. Für diese Clearanceuntersuchungen ist besonders die endogene Kreatininclearance geeignet, da sie bei geringem Risiko und Aufwand beliebig oft wiederholbar ist und auch bei ambulanten Patienten leicht durchgeführt werden kann.

Die Intensität von Therapie und Kontrollen müssen natürlich der individuellen Situation der Patienten angepaßt werden. Entscheidend ist die Frage, ob bei dem Patienten noch zu Lebzeiten eine wesentliche Funktionseinschränkung durch die Pyelonephritis entstehen kann oder nicht. Bei einem Patienten in weit fortgeschrittenem Alter und noch normaler Nierenfunktion ist dies weniger wahrscheinlich, so daß man sich vornehmlich um eine Symptomfreiheit bemühen muß. Anders dagegen bei jüngeren Patienten, bei Kindern oder bei Patienten, bei denen bereits eine Beeinträchtigung der Nierenfunktion vorliegt.

5.2.5.3. Therapie der Pyelonephritis bei Niereninsuffizienz

Wenn die Nierenfunktion um ca. 50% vermindert ist und demnach noch ein normaler Serumkreatininspiegel vorliegt, muß dies bei der Therapie mit Antibiotika berücksichtigt werden. Bei dem genannten Grad der Nierenfunktionseinschränkung liegt die Gefahr nicht in der Toxizität der Substanzen, sondern vielmehr darin, daß durch die mangelnde Ausscheidung der Pharmaka keine ausreichenden Wirkspiegel mehr im Urin auftreten. Gerade bei der disseminiert auftretenden Pyelonephritis wird im Stadium der Niereninsuffizienz der Urin vornehmlich von den gesunden Parenchymanteilen und weniger von den entzündlich veränderten oder vernarbten produziert, so daß das Antibiotikum, abhängig von seinem speziellen Verhalten, gerade dort keine ausreichende Konzentration erreicht, wo es am notwendigsten wäre. Nitrofurantoin erreicht bei einer Nierenfunktionseinschränkung von ca. 50% keine wirksamen Urinkonzentrationen mehr und es besteht die Gefahr der Kumulation mit toxischer Polyneuropathie. Ein ähnliches Verhalten zeigen die Sulfonamide. Trimetoprim-Sulfamethoxazol wird mit zunehmender Niereninsuffizienz in immer geringerem Umfang renal ausgeschieden, so daß bei einer Kreatinin-Clearance von unter 30 ml/min auch keine ausreichenden Urinkonzentrationen mehr erreicht werden. Bei diesem Grad der Niereninsuffizienz sollten wegen der Gefahr toxischer Erscheinungen auch keine Tetracycline mehr verabreicht werden. Eine Ausnahme stellt lediglich das Doxycyclin (Vibramycin®) dar. Bei fortgeschrittener

Niereninsuffizienz werden Penicillin, Ampicillin, Cephalosporine, Carbenicillin und Gentamycin in noch wirksamer Menge ausgeschieden. Die Cephalosporine sowie das Gentamycin können nephrotoxisch wirken. Die nephrotoxische Wirkung von Gentamycin wird durch die Kombination mit Cephalosporinen oder Diuretika noch wesentlich gesteigert. Colistin und Kanamycin sollten gerade bei Niereninsuffizienz wegen ihrer Toxizität Problemfällen vorbehalten bleiben.

Abgesehen von Nitrofurantoin ist mit einer Kumulation und toxischen Wirkung von Antibiotika nur dann zu rechnen, wenn die Kreatinin-Clearance den Wert von 30 ml/min unterschritten hat. In derartigen Fällen muß nach einer normalen initialen Gabe die weitere Dosis dem Grad der Niereninsuffizienz angepaßt werden.

5.2.6. Pyelonephritis und Hypertonie

In jedem Stadium der Pyelonephritis kann eine Hypertonie auftreten. Eine enge Korrelation zum Grad der Niereninsuffizienz besteht nicht. Erst im Stadium der kompensierten Retention nimmt die Häufigkeit des Bluthochdruckes mit steigendem Serumkreatininspiegel deutlich zu. Bei der chronischen Glomerulonephritis ist die Hypertonie bedeutend häufiger als bei der chronischen Pyelonephritis. Insgesamt ist das Auftreten einer Hypertonie bei Pyelonephritis auffällig selten. Selbst bei Patienten mit doppelseitigen Schrumpfnieren besteht in einem Drittel der Fälle Normotonie.

Bei normotoner Pyelonephritis kann im Rahmen eines akuten Schubes eine Hypertonie auftreten. Diese Hypertonie verschwindet oft nach Einsetzen der antibiotischen Behandlung. Eine andauernde, unzureichend behandelte Hypertonie kann die Prognose der chronischen Pyelonephritis dagegen ganz erheblich verschlechtern.

5.2.7. Verlauf und Prognose

Der Spontanverlauf der Pyelonephritis kann außerordentlich verschieden sein. Häufige akute Schübe können ebenso wie ein chronischer Verlauf in einigen Jahren eine Azotämie hervorrufen. Andererseits sind Verläufe über mehrere Jahrzehnte bekannt. Die Lebensprognose ist bei der chronischen Pyelonephritis bedeutend günstiger als bei der chronischen Glomerulonephritis; sie hängt jedoch ganz wesentlich von dem Grundleiden und den auftretenden Komplikationen ab. Eine Pyelonephritis bei Diabetes mellitus, Zystennieren oder Nephrolithiasis ist natürlich ganz anders zu beurteilen als ein Pyelonephritis ohne gravierende Grunderkrankung.

Weiterhin läßt sich der Verlauf der Pyelonephritis ganz wesentlich durch eine konsequente Therapie beeinflussen. Noch vor etwa 10 Jahren konnte man sich nur pessimistisch über den Verlauf der Pyelonephritis äußern. Nach einer im Kindesalter durchgemachten Pyelonephritis mußte im Erwachsenenalter bei etwa 50% der Fälle mit einer chronischen Pyelonephritis und Schrumpfnierenbildung gerechnet werden. Durch eine spezielle Diagnostik, Früherkennung und gezielte Behandlung der Pyelonephritis ist die Prognose dieser Erkrankung heute wesentlich günstiger geworden. Nach konsequenter Therapie einer Pyelonephritis im Kindesalter ist beim Erwachsenen nur noch in 20% der Fälle mit einer chronischen Pyelonephritis zu rechnen.

Wenn nach langjährigem Verlauf einer chronischen Pyelonephritis eine Niereninsuffizienz mit Retention harnpflichtiger Substanzen eintritt, so kann die Retention meist noch über viele Jahre kompensiert werden. Dies ist bei der Azotämie durch eine chronische Glomerulonephritis meist nicht der Fall. Bei den Patienten, die chronisch mit der Hämodialyse behandelt werden müssen, liegt in nur 20% der Fälle als Nierengrunderkrankung eine Pyelonephritis vor, dabei ist die chronische Glomerulonephritis mit einer Häufigkeit von über 50% vertreten, obwohl es sich bei der Pyelonephritis sicher um die häufigere Erkrankung handelt.

Bei der Beurteilung der Pyelonephritis und der Planung von Therapie- und Kontrollmaßnahmen sollte man sich immer vor Augen führen, daß es neben den Patienten mit jahrzehntelangem Verlauf Kinder mit terminaler Niereninsuffizienz auf dem Boden pyelonephritischer Schrumpfnieren gibt, die, abgesehen von einer „Reizblase", nie krank gewesen sind und bei denen auch keine Mißbildungen der Nieren oder der ableitenden Harnwege vorliegen.

5.3. Zystennieren
(Polyzystische Nierendegeneration)

Bei dieser angeborenen Erkrankung unterscheidet man einen infantilen bzw. juvenilen sowie einen Erwachsenentyp. Bei dem infantilen Typ liegen viele kleine Zysten vor, die der Nieren ein schwammartiges Aussehen verleihen. Die Zysten haben keinen Anschluß an das Nierenhohlsystem. Die Kinder sind in der Regel nicht lebensfähig. Beim Erwachsenentyp sind die Zysten viel größer und weniger zahlreich. Sie haben oft eine Verbindung zum Nierenhohlsystem und sind meist an der Harnbildung beteiligt. Die Nieren sind meist extrem vergrößert. In den fast faustgroßen Zysten findet man entweder Urin, Blut oder Eiter. In etwa der Hälfte aller Fälle sind auch Zysten in der Leber zu finden. Seltener kommen die Zysten auch in Pankreas, Ovarien, Uterus, Hoden, Lungen und Schilddrüse vor. Relativ häufig sind die Zystennieren noch mit Hirnbasisaneurysmen kombiniert. Einseitige Zystennieren sind sehr selten.

5.3.1. Pathogenese
Die beidseitige polyzystische Fehlbildung der Niere stellt die klinisch wichtigste Entwicklungsstörung des Nierengewebes dar. Ein Grund dafür ist die außerordentliche Häufigkeit, mit der diese Erkrankung angetroffen wird. Im unselektierten Sektionsmaterial finden sich bei etwa 1,5 ‰ der Fälle beidseitige Zystennieren. Weiterhin liegen bei etwa 10 % der Patienten, die wegen terminaler Niereninsuffizienz mit der Dialyse behandelt werden müssen, Zystennieren vor. Die klinische Bedeutung liegt somit in der Häufigkeit und der schlechten Prognose dieser Erkrankung.

Die Pathogenese ist noch unklar. Der autosomale dominante Erbgang gilt als erwiesen. Die Nieren machen im Embryonalleben einen außerordentlich komplizierten Entwicklungsgang durch, so daß es nicht verwundert, daß die Nieren die am häufigsten mißgebildeten Organe des Körpers sind. Auffällig ist auch die Vielfalt der möglichen Fehlbildungen, die an den Nieren beobachtet werden können.

5.3.2. Klinische Symptome

Die Familienanamnese gibt häufig Hinweise auf das Vorliegen von Zystennieren. Sehr früh, meist schon beim Jugendlichen, treten Kreuz-, Lenden- oder Leibschmerzen, bedingt durch Zug oder Druck der tumorartig vergrößerten Nieren auf. Rezidivierende Pyelonephritiden, unklares Fieber oder Mikrohämaturie sind fast regelmäßig zu beobachten. Oft werden in der Anamnese auch Episoden von Makrohämaturie angegeben. Eine Proteinurie ist in der Regel nur gering ausgeprägt. Die Hypertonie ist ein wichtiges Symptom und kann in allen Stadien der Erkrankung auftreten. Mit zunehmender Azotämie wird die Hypertonie häufiger.

Mit fortschreitendem Alter werden die Zysten größer und die Nieren können ohne Schwierigkeiten durch die Bauchdecken palpiert werden. Mit Vergrößerung der Nieren treten mehr die Verdrängungserscheinungen der Bauchorgane in den Vordergrund. Die Symptomatik wird bei Vorliegen von einer Zystenleber, evtl. mit portaler Hypertension, noch verschlimmert.

Abhängig vom Verlauf kommt es früher oder später zur Azotämie. Die chronische Niereninsuffizienz mit Azotämie ist häufig das erste Symptom, welches den Patienten zum Arzt führt. Leistungsverminderung, Durst, Polyurie und Brechreiz werden von diesen Patienten angegeben. Durch die meist noch vorhandene Erythropoetinproduktion liegt der Hämatokritwert der Patienten weit höher als nach dem Grad der Azotämie zu erwarten wäre. Es ist sogar eine Polycytämie möglich.

Die Diagnose kann meist durch ein i. v.-Urogramm gesichert werden. Sind die Zysten noch nicht sehr ausgeprägt, läßt sich die Erkrankung durch Nierentomographie, Computertomographie oder Nierenarteriographie nachweisen. In allen Phasen der Erkrankung läßt sich die Diagnose auch durch eine Ultraschalluntersuchung stellen. Die Sonographie ist insbesondere zur Untersuchung von Verwandten der Patienten geeignet, da es sich dabei um eine risikolose, nicht belastende und in der Aussagekraft ausreichende Untersuchungsmethode handelt.

5.3.3. Verlauf und Prognose

Die Erkrankung verläuft meist Jahrzehnte lang schleichend, ohne daß eindeutige Symptome auftreten. In diesem Stadium geben höchstens Hypertonie, Makrohämaturie oder eine rezidivierende Pyelonephritis Anlaß zu weiterer Diagnostik. Schon früh ist mit Hilfe von Clearancemethoden eine Nierenfunktionseinschränkung nachweisbar. Die Niereninsuffizienz wird durch häufige Pyelonephritiden verschlimmert. Bei einem Durchschnittsalter von etwa 40 Jahren treten die ersten Symptome der Azotämie auf. Unbehandelt sterben die Patienten ungefähr 10 Jahre später. Der Verlauf ist jedoch individuell sehr unterschiedlich und hängt ganz wesentlich von der Kontrolle und Therapie der meist bestehenden chronischen Pyelonephritis ab.

5.3.4. Therapie

Die Grunderkrankung kann therapeutisch nicht beeinflußt werden. Demgegenüber ist es jedoch möglich, durch die konsequente Therapie von Komplikationen das endgültige Nierenversagen hinauszuschieben. Dabei spielt die Therapie eines Hypertonus oder eines Harnwegsinfektes die überragende Rolle. Die Behandlung der kompensierten Niereninsuffizienz bei Zystennieren unterscheidet sich nicht von der Behandlung bei anderen Nierenerkrankungen.

Die operative Behandlung der Zystennieren wird heute nur noch sehr selten angewendet. Es hat sich nicht bestätigt, daß durch eine entlastende Punktion von Zysten die Nierenfunktion verbessert werden kann. Die Entleerung einzelner Zysten kann jedoch oft kompressionsbedingte Schmerzen anderer Organe beseitigen. Wenn eine unstillbare Makrohämaturie vorliegt oder wenn die Zystenniere als Streuherd bakterieller Infekte erkannt wird (evtl. auch rezidivierende Septikämie), so muß die einseitige oder beidseitige Nephrektomie diskutiert werden. Vor einer Nephrektomie sollte man jedoch bedenken, daß auch zystische Nephrone noch lange funktionstüchtig sein können und daß wegen des fehlenden Erythropoetins mit einer zunehmenden Anämisierung gerechnet werden muß.

6. Niere und Schwangerschaft

6.1. Nierenfunktion während der Gravidität

Im Verlauf der Schwangerschaft nimmt die Inulin-PAH- und endogene Kreatinin-Clearance zu. Die Zunahme kann mehr als 50 % des Ausgangswertes betragen. Ebenso ist eine signifikante Steigerung der Harnstoff- und Harnsäure-Clearance feststellbar. Die Steigerung der Glomerulusfiltration ist stärker als die des effektiven Plasmastroms, so daß eine erhöhte Filtrationsfarktion resultiert. Mit der gesteigerten Glomerulusfiltration ist natürlich ein höherer Natriumanfall im Primärharn und eine gesteigerte tubuläre Natriumreabsorption verbunden.

Durch Hormone, die in den Salz- und Wasserhaushalt eingreifen können, wie Östrogene, Kortisol, Prolactin, Aldosteron etc. ist während der Schwangerschaft das Gesamtkörperwasser um 6—8 l gesteigert bei einer entsprechenden Vermehrung des Körpernatriums. Über den gesteigerten Natriumspiegel hinaus wird jedoch zugeführtes Kochsalz bei der Graviden genau so schnell ausgeschieden wie bei der nicht graviden Frau, d. h.: zusätzlich zugeführtes Kochsalz wird in der Schwangerschaft nicht retiniert und ist nicht für eine Ödembildung verantwortlich zu machen. Die normale Vermehrung des Wasser- und Salzgehaltes ist als eine der Ursachen der, meist geringen, Schwangerschaftsödeme anzusehen. Sollen die Ödeme jetzt durch Salz- und Wasserentzug behandelt werden, so muß entgegen dem physiologischen Regulationsmechanismus das Gesamtkörpersalz- und -wasser derart vermindert werden, daß es für die gravide Patientin im pathologischen Bereich liegt. Insbesondere bei zusätzlicher Natriurese mit Furosemid (Lasix®) kann es zu einer deutlichen Einschränkung der Nierenfunktion und in Extremfällen zur sog. Salzmangelurämie kommen.

Bei etwa der Hälfte aller Schwangeren findet man eine renale Zuckerausscheidung und zwar als Lactosurie oder Glucosurie. Bei Bestimmung der Tm-Glucose zeigt sich in derartigen Fällen eine Verminderung der tubulären Glucoserückresorption ohne Krankheitswert. Die Glucosurie verschwindet spontan nach der Entbindung.

6.2. Schwangerschaft-Pyelonephritis

Während der Schwangerschaft kommt es zu funktionellen Änderungen des ableitenden Harnwegssystems. Nierenbecken und Ureter sind stärker als normal dilatiert und die Harnleiterperistaltik vermindert. Diese Faktoren, sowie möglicherweise die Hormonumstellung, prädisponieren in der Schwangerschaft zur Pyelonephritis. Bei 1—3 % der Graviden wird während der Schwangerschaft ein febriler Harnwegsinfekt festgestellt. Wegen der Gefahr der Keimeinschleppung sollte auch im Rahmen der Gravidität der Blasenkatheterismus nur bei strengster Indikationsstellung angewendet werden.

Die Schwangerschaftsüberwachung sollte auch die Suche nach Symptomen des Harnwegsinfektes beinhalten, damit rechtzeitig eine konsequente antibiotische Therapie eingeleitet werden kann. Dies ist nicht nur von Seiten der Mutter erforderlich, sondern auch von Seiten des Kindes, da bei Graviden mit Bakteriurie die kindliche Mortalität und die Zahl untergewichtiger Kinder deutlich ansteigt.

6.3. Schwangerschaftsnephropathie

(Präeklampsie bzw. Eklampsie, Schwangerschaftstoxikose, EPH-Gestose, Spätgestose)

6.3.1. Ursachen der EPH-Gestose

Die eigentliche Ursache ist noch unklar. Zu Beginn der Symptome steht jedoch immer eine Verminderung der Plazentadurchblutung um etwa 50%. Auffällig ist eine Häufung bei Mehrlingsschwangerschaften, bei Blasenmole und bei Frauen mit Diabetes mellitus. Die Tatsache, daß die Symptome der EPH-Gestose durch die Entbindung in der Regel beseitigt werden können, spricht allerdings wieder für die Schlüsselrolle der Plazenta.

6.3.2. Klinische Symptome

Wenn sich nach der 20. Schwangerschaftswoche Hypertonie, Proteinurie und Ödeme einstellen, liegt mit hoher Wahrscheinlichkeit eine EPH-Gestose vor. Ein Blutdruck von mehr als 140/90 mm Hg ist dabei bereits als hyperton anzusehen. Die Proteinurie beträgt in der Regel mehr als 0,5 g/die. Als Frühsymptom der EPH-Gestose gilt eine rasche Gewichtszunahme von mehr als 1 kg/Woche. Ödeme sind nur dann als Gestosesymptom zu werten, wenn sie generalisiert auftreten. Trotz dieser Symptomatik sind die Patienten meist beschwerdefrei. Kopfschmerzen, Erbrechen und Sehstörungen sind dagegen Frühsymptome einer drohenden Eklampsie.

Zur Diagnose hat sich die verminderte Harnsäureclearance bzw. der Anstieg der Harnsäurewerte im Serum bewährt. Die Harnsäure ist jedoch nur diagnostisch zu verwerten, wenn keine Therapie mit Thiaziden durchgeführt wurde.

Bei der EPH-Gestose besteht ein generalisierter Gefäßspasmus und eine Verminderung des Plasma- und Blutvolumens bei abnormer Expansion der interstitiellen Flüssigkeit. Der Urin der Patientinnen ist nahezu natriumfrei. Auch durch Gaben von Spironolaktone läßt sich die Natriurese nicht steigern.

Die EPH-Gestose kann in eine Eklampsie übergehen. Die Kombination von schwerer Hypertonie, Proteinurie, Oligurie mit generalisierten Ödemen und plötzlich auftretenden Krampfanfällen zeichnet das Vollbild der Eklampsie aus. Der Gefäßspasmus ist stärker als bei der EPH-Gestose ausgeprägt und es kommt zu intravasalen Gerinnungsvorgängen. Gefäßspasmus und intravasale Gerinnung führen zu hypoxischen Organschäden. Den Krampfanfällen folgt meist eine stuporöse Phase. Als ein prognostisch besonders ungünstiges Zeichen wird bei der Eklampsie die Entwicklung eines Lungen- oder Retinaödems angesehen.

6.3.3. Therapie und Prophylaxe der EPH-Gestose

Zur Prophylaxe und Therapie werden in den meisten Fällen die Natriumrestriktion und Diuretikagaben angewendet, obwohl diese Maßnahmen nicht nur nutzlos, sondern sogar gefährlich sind. Durch die genannten Maßnahmen kann es nämlich bei Schwangeren zu einer schweren Natriumverarmung kommen, die in Extremfällen in einer Salzmangelurämie enden kann.

Bei einer normalen Schwangerschaft besteht immer eine gesteigerte Natriumretention und zusätzlich zugeführtes Kochsalz wird von einer Schwangeren genau so schnell wieder ausgeschieden wie von einer nicht graviden Frau. Die Natriumrestriktion könnte sogar das Renin-Angiotensin-System aktivieren und damit möglicherweise eine Gestose fördern. Eine therapeutische Salzzufuhr zur Prophylaxe wird jedoch meist abgelehnt. Der Mittelweg liegt bei einer mäßigen Salzzufuhr.

Bei Kindern von Müttern, die mit Diuretika behandelt worden sind, finden sich zuweilen eine erhebliche Hyponatriämie und eine Thrombozytopenie. Da es auch keine Korrelation zwischen dem Auftreten von Ödemen oder der Gewichtszunahme und der Gestosehäufigkeit gibt, sollten Diuretika nur in Ausnahmefällen zur Anwendung gelangen.

Eine sinnvolle Prophylaxe der Gestose ist nur darin zu sehen, daß bei der gefährdeten Patientengruppe eine Schwangerschaft verhindert wird.

Die Hochdrucktherapie im Rahmen der Gestosebehandlung ist problematisch, da die Hypertonie wahrscheinlich den Versuch des Organismus darstellt, die Plazentadurchblutung zu verbessern. Aus dem genannten Grund ist es nicht sinnvoll, den Blutdruck auf Normwerte zu senken. Zur Blutdrucksenkung haben sich Hydralazin, evtl. in Kombination mit Diuretika, bewährt. Bei Hochdruckkrisen ist eine Kombinationstherapie mit Diazoxid (Hypertonalum®) und Diazepam (Valium®) angezeigt.

Die Gestose hinterläßt keine Folgen im Sinne einer chronischen Hypertonie. Wird nach einer Gestose eine chronische, manifeste Hypertonie festgestellt, so hat sie entweder schon vorher bestanden oder wäre auch ohne Schwangerschaft aufgetreten.

6.3.4. Hypertonie und Schwangerschaft

In der ersten Hälfte der Schwangerschaft besteht normalerweise eine Hypertonie, so daß Blutdruckwerte über 135/85 mm Hg vor dem achten Schwangerschaftsmonat schon als pathologische angesehen werden müssen. Gegen Ende der Schwangerschaft erreicht der Blutdruck wieder normotone Werte. Wenn bei chronischer Hypertonie die diastolischen Blutdruckwerte 100 mm Hg übersteigen, sollte eine antihypertensive Therapie erfolgen. Tritt während der letzten Wochen der Schwangerschaft eine Hypertonie ohne Gestosezeichen auf, so ist die Prognose günstig, da die Hypertonie meist einige Tage nach der Entbindung auch ohne Therapie nicht mehr nachweisbar ist.

Eine schwere Hypertonie bei einer Graviden hat eine ausgesprochen schlechte Prognose. Ist die Hypertonie durch eine Glomerulonephritis bedingt oder ist schon eine Gestose vorausgegangen, so sollte die Schwangerschaftsunterbrechung diskutiert werden. In den genannten Fällen ist nämlich mit einer erheblichen Zunahme der Säuglingsmortalität und der Frühgeburten zu rechnen. Weiterhin kann eine rasche Verschlechterung der mütterlichen Nierenfunktion eintreten.

Eine EPH-Gestose bei vorbestehender Hypertonie (Pfropfgestose) ist prognostisch als bedeutend ungünstiger anzusehen als die genuine Gestose. Bei schwerer präexistenter Hypertonie ist in der Mehrzahl der Fälle mit einer Pfropfgestose zu rechnen.

Die Hypertonie während der Schwangerschaft sollte mit Hydralazin behandelt werden. Bei Verwendung von Thiaziden oder Methyldopa kann es zu einer Frühgeburt und zu einer Abnahme des Neugeborenengewichtes kommen.

6.4. Glomerulonephritis und Schwangerschaft

Bei nachgewiesener chronischer Glomerulonephritis und Gravidität wird immer die Frage nach der Notwendigkeit einer Interruptio gestellt werden. Es ist erwiesen, daß bei vorbestehender Nierenerkrankung die Häufigkeit von

Schwangerschaftskomplikationen zunimmt. Kindliche Komplikationen sind dabei erheblich seltener als die Gefährdung der Mutter. Bei einer chronischen Glomerulonephritis muß in einem Viertel der Fälle mit einer Verschlechterung der Nierenfunktion durch die Schwangerschaft gerechnet werden. Aufgrund der Schwere der histologischen Nierenveränderungen kann keine Aussage über die Häufigkeit oder die Intensität kindlicher bzw. mütterlicher Komplikationen gemacht werden. Auffällig häufig treten Komplikationen bei der minimal proliferativen Glomerulonephritis auf, so daß in derartigen Fällen eine Schwangerschaftsunterbrechung eher angezeigt scheint.

Glomerulonephritiden im Rahmen anderer Erkrankungen sind gesondert zu bewerten. So kann es z. B. bei Lupus Erythematodes auch nach der Geburt noch zu einer akuten Exacerbation der Grunderkrankung mit letalem Ausgang kommen.

7. Das nephrotische Syndrom

Dieses Syndrom beinhaltet eine massive Proteinurie von über 3 g/die mit nachfolgender Hypoproteinämie, Dysproteinämie, Hyperlipidämie und Ödembildung. Völlig verschiedene Nierenerkrankungen können zu einem neprotischen Syndrom führen; allen gemeinsam ist lediglich die glomeruläre Proteinurie. Durch den Eiweißverlust, insbesondere durch den Verlust der Albumine, entsteht die einheitliche Phänomenologie.

7.1. Klinik

Der Beginn ist meist schleichend und durch allgemeine Abgeschlagenheit und Müdigkeit gekennzeichnet. Mit Auftreten zunehmender Ödeme an Unterschenkeln, Handrücken und im Gesicht wird meist die klinische Diagnose gestellt. Häufig wird während der Ödembildung über eine Oligurie geklagt. Die Blutkörperchensenkungsgeschwindigkeit ist stark beschleunigt. Das Serumeiweiß ist unter den Wert von 6,0 g/100 ml abgesunken. Die Elektrophorese zeigt eine Hypalbuminämie bei Vermehrung der Alpha-2- und Verminderung der Gamma-Globulinfraktion. Der hohe Fettgehalt verleiht dem Serum ein milchiges Aussehen. Wird die Nierenfunktion nicht durch die Grundkrankheit eingeschränkt, so ist die Inulin-Clearance und stärker noch die PAH-Clearance deutlich gesteigert. Bei höhergradiger Hypoproteinämie kommt es allerdings schon wegen der Hypovolämie zum Absinken der Clearancewerte. Blutdruckverhalten, weitere Urinbefunde, das Allgemeinbefinden des Patienten sowie die Progose hängen weitgehend von der Grunderkrankung ab.

In schweren Fällen von nephrotischem Syndrom treten zu den massiven Ödemen noch Körperhöhlenergüsse hinzu. Das Krankheitsbild kann durch die Neigung zu Infekten und zu Thrombosen erheblich kompliziert werden. Wird ein letaler Verlauf vornehmlich durch das nephrotische Syndrom bestimmt, so ist er durch Pleuraergüsse mit Pneumonie oder durch Lungenembolien charakterisiert.

7.2. Ätiologie

Beim Kind sind praktisch alle Fälle von nephrotischem Syndrom durch Minimalveränderungen der Nieren bedingt. Beim Erwachsenen liegt dem nephrotischen Syndrom in etwa 80% der Fälle eine Glomerulonephritis zugrunde. Es kann sich dabei um eine „minimal change" Glomerulonephritis (GN), um eine perimembranöse GN, um eine proliferative Form oder auch um eine rapid progressive GN handeln. Etwa 10% des nephrotischen Syndroms treten bei Lupus-Nephritis, diabetischer Glomerulosklerose, Amyloidose und bei Schwangerschaftsnephropathie auf. In selteneren Fällen können akute Infektionen wie Lues, Malaria oder Tuberkulose und Intoxikationen mit Schwermetallen (Gold), Penicillamin, Phenylbutazon oder Heroin Ursache eines nephrotischen Syndroms sein. Ausgesprochen selten ist ein nephrotisches Syndrom bei starker venöser Stauung durch konstriktive Perikarditis, Nierenvenenthrombose oder Herzinsuffizienz.

7.3. Pathophysiologie

7.3.1. Proteinurie

Die Hauptentstehungsursache des nephrotischen Syndroms ist sicher die Proteinurie. Da sich jedoch durch alleinigen Eiweißentzug im Experiment kein klassisches nephrotisches Syndrom erzeugen läßt, werden noch andere Faktoren diskutiert.

Die Proteinurie erfolgt durch das Glomerulusfilter. Die oft sichtbaren tubulären Veränderungen sind Folge der gesteigerten Proteinrückresorption. Die Albumin-Clearance ist eine Funktion des Serum-Albumingehaltes, so daß sich die Größe der Proteinurie mit dem Albuminspiegel des Serums ändert. Eine relative Insuffizienz der tubulären Proteinrückresorption kommt als wesentlicher Faktor der Proteinurie nicht in Frage.

7.3.2. Hypoproteinämie

Die Eiweißverminderung ist vornehmlich durch den Albuminverlust bedingt. Der entstandene Albuminverlust kann nicht durch eine Überproduktion der Leber ausgeglichen werden, zumal meist noch eine Albuminsynthesestörung besteht. Weiterhin gibt es Hinweise dafür, daß beim nephrotischen Syndrom der Albuminkatabolismus gesteigert ist und damit die Ausbildung der Hypalbuminämie unterstützt wird. Mit zunehmender Verminderung der Albuminfraktion wird die Proteinurie geringer und es stellt sich ein neues Gleichgewicht ein, allerdings auf einem niedrigeren Niveau. Die notwendige Steigerung der Proteinsynthese hat eine vermehrte Produktion von Lipiden und Gerinnungsfaktoren zur Folge.

7.3.3. Ödembildung

Das Ödem ist das wichtigste klinische Symptom. Bei der Ödembildung handelt es sich um ein sehr komplexes Geschehen, das noch nicht in allen Teilen aufgeklärt ist.

Zunächst einmal besteht nur eine grobe Korrelation zwischen dem Serumalbumingehalt und dem Auftreten sowie der Intensität der Ödeme. Als Ursache ist die Verminderung des osmotischen Druckes im Serum anzunehmen. Normalerweise wird durch die Differenz zwischen hydrostatischem und kolloidosmotischem Druck im arteriellen Kapillarschenkel die intravasale Flüssigkeit in den interstitiellen Raum filtriert. Auf der venösen Seite überwiegt der kolloidosmotische gegenüber dem hydrostatischen Druck, so daß die vorher filtrierte Flüssigkeit wieder in den Intravasalraum aufgenommen wird. Ist, wie beim nephrotischen Syndrom, der kolloidosmotische Druck durch Albuminmangel vermindert, so ist die Wiederaufnahme der Flüssigkeit in die Venole gestört und es resultiert eine Vermehrung der interstitiellen Flüssigkeit. Der kolloidosmotische Druck kann nun direkt aus dem Albumingehalt abgeschätzt werden. Eine Albuminkonzentration von 2,0 g/100 ml entspricht einem osmotischen Druck von 200 mm H_2O. Bei einem Albumingehalt von 1,6 g/100 ml ist mit dem Auftreten von Ödemen zu rechnen.

Der geschilderte Mechanismus führt zu einer Verminderung des effektiven Blutvolumens, wodurch Herzzeitvolumen und

Nierendurchblutung abnehmen. Die Folge der Hypovolämie besteht in einer Stimulation des Renin-Angiotensin-Aldosteron-Systems und in einer Steigerung der ADH-Ausschüttung. Die Hormonwirkungen spiegeln sich in einer vermehrten tubulären Natrium- und Wasserrückresorption und damit in einer stärkeren Ödembildung wieder. Die Bedeutung dieses Mechanismus für die Ödembildung ist umstritten, da nur in Einzelfällen bei Patienten mit nephrotischem Syndrom eine gesteigerte Adosteronaktivität nachgewiesen werden kann. Auffällig ist jedoch in jedem Fall die positive Natriumbilanz, die beim nephrotischen Syndrom immer zu beobachten ist.

Als weiterer Faktor der Ödembildung wird von einigen Autoren noch eine allgemeine Steigerung der Kapillarpermeabilität angenommen. Dieser Faktor ist jedoch ebenfalls bisher nur bei einigen Patienten nachgewiesen worden.

7.3.4. Lipidstoffwechsel

Beim nephrotischen Syndrom wird eine erhebliche Triglycerid- und geringere Gesamtcholesterinvermehrung im Serum beobachtet. Im Rahmen der gesteigerten Proteinsynthese in der Leber werden auch vermehrt Lipoproteine gebildet. Inwieweit noch eine Blockierung der Triglyceridhydrolyse durch Albuminmangel eine Rolle spielt, ist unklar.

Im Rahmen des nephrotischen Syndroms sind meist Lipide im Urin nachweisbar. Bei diesen Lipiden handelt es sich um Neutralfettropfen oder Cholesterinester. Die Lipidurie korreliert auffällig gut mit dem Grad der Proteinurie. Der Fettausscheidungsmechanismus ist unklar.

7.3.5. Therapie

Die Therapie muß zunächst als kausale Behandlung bei der Grunderkrankung ansetzen. In bestimmten Fällen kann eine Elimination des ursächlichen Agens erfolgen. Dies ist z. B. durch eine Luesbehandlung, Absetzen von Penicillamin oder Goldpräparaten möglich. Bei der „minimal change" Nephropathie mit nephrotischem Syndrom ist eine Kortikosteroidtherapie angezeigt. Falls der gewünschte Effekt ausbleibt, kann die Therapie mit Cyclophosphamid und Korticosteroiden erfolgreich sein. Auch bei der Lupusnephritis ist der Einsatz hochdosierter Kortikosteroide notwendig. Versagt diese Therapie, können ebenfalls Zystostatika eingesetzt werden. Bei anderen Formen der Glomerulonephritis läßt sich das nephrotische Syndrom selten durch eine kausale Therapie beeinflussen. Das gleiche gilt für die Nierenamyloidose.

Ist eine venöse Stauung Ursache des nephrotischen Syndroms, so kann durch Behandlung einer schweren Rechtsherzinsuffizienz, durch Perikardfenestration bei konstriktiver Perikarditis oder durch die Therapie einer Nierenvenenthrombose die Proteinurie vermindert oder beseitigt werden.

Neben der kausalen ist jedoch meist eine symptomatische Therapie des nephrotischen Syndroms erforderlich. Der Ersatz von Eiweiß bzw. Albumin ist problematisch. Eine Steigerung des Serumalbuminspiegels kann nur mit einer erheblichen Zunahme der Albuminausscheidung erkauft werden. Dies gilt sowohl für die enterale als auch für die parenterale Eiweißsubstitution. Die enterale Eiweißzufuhr sollte 1,5 g/kg Körpergewicht nicht übersteigen. Um einen zusätzlichen Eiweißkatabolismus zu verhindern, ist bei Patienten mit nephrotischem Syndrom für eine, abgesehen von Eiweiß, ausreichend kalorische Diät zu sorgen.

Falls eine zunehmende Niereninsuffizienz auftritt, muß durch Blut, Humanalbumin oder Plasmaersatzmittel die Hypovolämie vermindert werden. Bei der Gefährdung des Patienten durch Körperhöhlenergüsse ist die Anwennung von Saluretika angezeigt, die in einigen Fällen erst nach Albumininfusionen den gewünschten Effekt zeigen kann.

Bestehen ausgeprägte Ödeme, so ist eine Einschränkung der Natriumzufuhr erforderlich. Die Zufuhr sollte 3,0 g bzw. 51 mval/die nicht übersteigen; vorausgesetzt, daß nicht schon wegen der Nierengrunderkrankung ein Salzmangel besteht. Bestehen durch eine geringe Natriumkonzentration im Urin und eine starke Kaliurese Hinweise auf eine gesteigerte Aldosteronwirkung, so ist der Einsatz von Aldosteronantagonisten notwendig.

8. Folgen der chronischen Niereninsuffizienz

Die Behandlung der chronischen Niereninsuffizienz ist primär konservativ. Die Therapie hat das Ziel, die Restfunktion des Organs so lange wie möglich zu erhalten und mit Hilfe dieser Restfunktion die wichtigsten Aufgaben der Niere zu erfüllen. Mit einer Besserung der Nierenfunktion ist in der Regel nicht zu rechnen; im Gegenteil muß eine zunehmende Verschlechterung der Nierenleistung vorausgesetzt werden. Gelingt es mit konservativen Methoden nicht mehr, lebensbedrohliche Urämiesymptome zu verhindern, so sind Dialyseverfahren oder eine Nierentransplantation indiziert. Jede erfolgreiche konservative Maßnahme ist allerdings den beiden letztgenannten Behandlungsmethoden vorzuziehen. Es muß jedoch darauf geachtet werden, daß bei den Patienten nicht durch zu lange, evtl. auch insuffiziente konservative Therapie irreparable Schäden entstehen (Arterisklerose, cerebraler Insult, Pericarditis, renale Osteopathie etc.), die seine Überlebensaussichten unter der Dialysetherapie erheblich vermindern.

Nach *Sarre* wird die chronische Niereninsuffizienz in 4 Stadien eingeteilt:

1. Stadium der eingeschränkten Nierenleistungsbreite. Das Stadium der vollen Kompensation.

2. Stadium der kompensierten Retention. Das Serum-Kreatinin liegt zwischen 1,2 und ca. 8,0 mg %; die Kreatinin-Clearance beträgt zwischen 35 und 10 ml/min.

3. Stadium der dekompensierten Retention oder Prä-Urämie. Das Serum-Kreatinin beträgt zwischen 8,0 und 16 mg %.

4. Stadium der terminalen Niereninsuffizienz oder Urämie. Hier liegt das Vollbild der urämischen Intoxikation vor.

Bei der Stadieneinteilung liefern die Serum-Kreatininwerte lediglich einen Anhaltspunkt. Der Grad der urämischen Intoxikation stimmt nämlich nicht exakt mit der Erhöhung des Serum-Kreatinins überein. Auch wird die Zeitspanne zwischen

Stadium 1 und 4 von den Patienten unterschiedlich schnell durchlaufen; in Extremfällen handelt es sich um wenige Monate bzw. um viele Jahre. Da bereits mit Beginn einer Kreatininretention chronische Urämieschäden, wie z. B. die chronische Osteopathie, auftreten können, sind derartige Veränderungen bei den einzelnen Patienten unterschiedlich stark ausgeprägt, je nachdem wie lange die Retention harnpflichtiger Substanzen bereits besteht. Weiterhin sind Intensität und Folgen der Urämiesymptome auch von der Nierengrunderkrankung abhängig. So ist es im Stadium der kompensierten Retention von Bedeutung, ob durch die Nierenerkrankung primär tubuläre oder glomeruläre Leistungen ausgefallen sind. In der Regel wird es jedoch möglich sein, bis zu einer glomerulären Filtrationsrate von 10 ml/min schwere urämische Intoxikationserscheinungen zu vermeiden. Bei geringerer Nierenleistung muß von Fall zu Fall unter Berücksichtigung möglicher Zweiterkrankungen und chronischer Urämieschäden entschieden werden, wann mit einer Dialysetherapie begonnen werden muß.

8.1. Natrium- und Wasserhaushalt

Die Fähigkeit der Konzentration und Rückresorption von Elektrolyten und Wasser aus dem Primärharn ist bei der insuffizienten Niere eingeschränkt. Durch die mangelnde Konzentrationsfähigkeit ist die Ausscheidung harnpflichtiger Substanzen im Urin an eine größere Menge Lösungswasser gebunden. Daraus ergibt sich das Symptom der isosthenurischen Polyurie. Die Einschränkung des Konzentrationsvermögens bedingt weiterhin den Verlust der Fähigkeit, kochsalzarmen Urin zu produzieren. Der dadurch bedingte Salzverlust kann durch eine Steigerung der Flüssigkeitszufuhr weiter vermehrt werden. Dazu können extrarenale Natriumverluste durch Erbrechen und Diarrhoen kommen.

Neben dem gesteigerten Natriumverlust liegt bei der chronischen Niereninsuffizienz auch eine Natriumverteilungsstörung zu Gunsten des intracellulären Anteils vor. Als Ursache dafür ist sicher die azotämiebedingte vermehrte

Zellpermeabilität und eine unzureichende Leistung des Natriumtransportes anzuschuldigen. Die klinische Bedeutung der gestörten Natriumverteilung liegt darin, daß sich bei erhaltener Osmoregulation mit der Umverteilung des Salzes auch eine Wasserumverteilung einstellt. Da Natriumverlust eine Verminderung und Natriumretention eine Vermehrung der extracellulären Flüssigkeit bedeutet, wird dadurch die Beurteilung der Wasserbilanz erheblich kompliziert. Ein rascher Anstieg der harnpflichtigen Substanzen kann durch die osmotische Aktivität des Harnstoffes die Verhältnisse wieder umkehren. Es kommt dann zu einer Hypervolämie und Dehydratation der Zelle, die an einer Abnahme des Erythrocytenvolumens bzw. des Hämatokrits beobachtet werden kann.

Die isosthenurische Polyurie und der Kochsalzverlust sind je nach dem Stadium der Niereninsuffizienz und der Nierengrunderkrankung unterschiedlich stark ausgeprägt. Bei Amyloidose, Pyelonephritis, Zystennieren und Nephrokalzinose können diabetes-insipidus-ähnliche Symtome auftreten. Bis zum Stadium der terminalen Niereninsuffizienz, in der sich die Diurese durch Flüssigkeitszufuhr nicht mehr steigern läßt, ist der Patient eher von einer Dehydratation als von einer Überwässerung bedroht.

Aus diesem Grund ist auf eine reichliche Flüssigkeitszufuhr (etwa 2—4 l/die) bei niereninsuffizienten Patienten zu achten. Sollten in diesem Stadium Ödeme auftreten, so ist der Grund nicht in einer reinen Überwässerung, sondern eher in einer Herzinsuffizienz, einem nephrotischen Syndrom oder dem akuten Schub einer chronischen Glomerulonephritis zu suchen. Aufgrund der bemerkenswerten Natriumverluste bei der Niereninsuffizienz ist eine kochsalzarme Diät in der Regel kontraindiziert. Durch eine kochsalzarme und evtl. kalziumreiche Kost wird außerdem eine zusätzliche Steigerung der Natriurese erzeugt. Kochsalzrestriktion bei Niereninsuffizienz führt schon nach einer Woche zu einer Abnahme der Glomerulusfiltration von mehr als 30%, so daß immer eine zusätzliche Ursache der Azotämie vorliegen kann, die sich durch

Natriumzufuhr vollständig beseitigen läßt. Um eine Salz-
verarmung zu vermeiden, sollte bei chronisch nereninsuffi-
zienten Patienten die tägliche Kochsalzzufuhr von 5 g nicht
unterschritten werden.

8.2. Säure-Basen-Regulation

Die entscheidende Leistung der renalen Regulation des
Säure-Basen-Gleichgewichtes ist die Konservierung der zirku-
lierenden Bikarbonatvorräte im Plasma. Aus dem Glomerulusfiltrat werden täglich über 5 000 mval Bikarbonat resorbiert
und dafür eine äquivalente Menge Wasserstoffionen in das
Tubulussystem sezerniert. Neben der Fähigkeit, überschüssiges
Bikarbonat auszuscheiden, besitzt die Niere die Möglichkeit,
einen verminderten Bikarbonatbestand des Körpers wieder
aufzufüllen. Für diese Aufgabe verfügt sie über einen Mechanismus zur Bildung von Ammoniak und zur Ausscheidung
titrierbarer Säure. Die gesunde Niere scheidet täglich
40—80 mval nichtflüssiger Säuren als titrierbare Säure und
als Ammoniumsalz aus.

Weiterhin besitzt der tubuläre Ionenaustausch für die
Säure-Basen-Regulation Bedeutung. Im Tubulus werden
Natriumionen gegen Wasserstoffionen ausgetauscht. Die
Wasserstoffionen, die der Kohlensäure der Zellen entstammen,
werden aktiv in den Urin sezerniert. Die Natriumionen
diffundieren passiv in die Tubuluszelle und werden aus der
Zelle aktiv in das peritubuläre Blut transportiert (Abb. 11).

Die chronische Niereninsuffizienz ist immer von einer mehr
oder weniger stark ausgeprägten Azidose begleitet. Hauptursache dieser Azidose ist die Unfähigkeit der kranken Niere,
die Wasserstoffionen auszuscheiden, die im Eiweiß- und
Phospholipidstoffwechsel anfallen, also Schwefel- und
Phosphorsäure. Damit fehlt dem Organismus die Möglichkeit,
verbrauchten Bikarbonatpuffer zu regenerieren. Die Folge ist
eine metabolische Azidose mit Verminderung der Bikarbonatkonzentration im Serum. Extrearenale Bikarbonatverluste
durch Diarrhoen oder der vermehrte Anfall saurer Valenzen
durch Infektionen können die Azidose rasch verstärken.

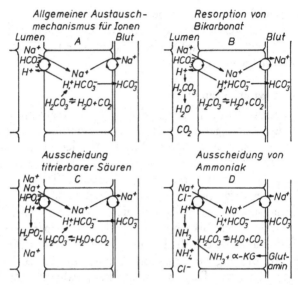

Abb. 11. Bedeutung des Austauschs intrazellulärer H$^+$-Ionen gegen Na$^+$-Ionen für die Bikarbonatresorption und die Ausscheidung titrierbarer Säuren und Ammoniak im Harn (Nach *Pitts*, 1964)

Durch die Azidose kommt es zu Änderungen im Elektrolythaushalt. Mit dem Eintritt von Wasserstoffionen in die Zelle treten Kaliumionen aus. Es entsteht eine Verschiebung des intra/extracellulären Kaliumquotienten zu Gunsten des extracellulären Anteils und damit evtl. eine Hyperkaliämie. Der reguläre Kaliumquotient kann nur nach Ausgleich der Säure-Basen-Störung dauerhaft wiederhergestellt werden.

Die Azidose bewirkt weiterhin eine Zunahme der ionisierten Kalziumfraktion im Serum, so daß bei niereninsuffizienten Patienten mit niedriger Serumkalziumkonzentration praktisch nie hypokalzämische Krämpfe auftreten. Ein drastischer Ausgleich der Azidose kann deshalb bei der chronischen Niereninsuffizienz zu muskulären Krämpfen führen.

Bei der chronischen Niereninsuffizienz bleibt die Azidose in der Regel symptomlos und die Notwendigkeit einer Therapie ist umstritten. Erst wenn die Azidose dekompensiert und klinische Symptome auftreten, besteht eine absolute Behandlungsindikation. Die Dekompensation zeigt sich durch Hyperventilation, Somnolenz, Übelkeit und Anstieg der Serum-Kalium-Konzentration. Das Standardbikarbonat liegt dann in der Regel unter 15 mval/l. Die wirksamste Therapie besteht in der Zufuhr von Bikarbonationen, weil dadurch nicht nur die Azidose ausgeglichen, sondern auch durch die Steigerung der Bikarbonatkonzentration im Primärharn mehr Wasserstoffionen in den Tubulus sezerniert werden können. Die Bikarbonatmenge, die substituiert werden muß, läßt sich nach folgender Faustformel berechnen:

ml molares (8,5 %iges) Natriumbikarbonat = negativer Basenüberschuß (Basenexzeß) × 0,3 × kg Körpergewicht.

Mit der Anwendung von Trispuffer (THAM) ist bei niereninsuffizienten Patienten die Gefahr der Überdosierung mit Atemdepression und Hyperkaliämie gegeben. Bei der Therapie mit Trispuffer kann die benötigte Menge nach folgender Faustformel berechnet werden:

ml 0,3 molarer Trispuffer = negativer Basenüberschuß × kg Körpergewicht.

Eine Dosis von 0,3 ml/kg/min sollte jedoch nur in Verbindung mit einer maschinellen Beatmung des Patienten überschritten werden, abgesehen von der Kummulation bei eingeschränkter Nierenfunktion.

In weniger ausgeprägten Fällen ist die orale Zufuhr von Puffersubstanzen möglich. Dabei hat sich anstelle des Bikarbonatpuffers ein besser verträgliches Zitratpuffergemisch (Acetolyt®) bewährt. In Abhängigkeit vom Azidosegrad liegt die notwendige Dosis zwischen 5 und 15 g/die.

Da die fixen Säuren, die bei der Niereninsuffizienz nicht mehr in ausreichendem Maße ausgeschieden werden können, aus dem Eiweißmetabolismus stammen, läßt sich die renale Azidose auch durch eine eiweißeingeschränkte Kost bessern. Bei streng eiweißeingeschränkter Kost liegt der tatsächliche Anfall von sauren Valenzen bei ca. 20 mval im Gegensatz zu 80 mval bei Normalkost.

8.3. Kalium

Bei Nierengesunden beträgt die Kaliumclearance nur etwa 20% der gleichzeitig bestimmten glomerulären Filtrationsrate. Bei Patienten mit chronischer Niereninsuffizienz steigt die Kaliumclearance jedoch durch Zunahme der tubulären Sekretion stark an, so daß sie der Inulinclearance nahekommen und diese evtl. sogar übersteigen kann. Die tubuläre Kaliumsekretion kann außerdem durch Kaliumbelastung der Niere konditioniert werden. Weiterhin wird die renale Kaliumausscheidung durch einen gleichzeitig bestehenden Natriummangel zusätzlich gesteigert. Durch Diarrhoen und Erbrechen, die im Rahmen der chronischen Niereninsuffizienz vorkommen, sind weitere Kaliumverluste möglich. Demgegenüber steht lediglich eine Vermehrung des extracellulären Kaliums bei Azidose. Da diese Vermehrung aber lediglich auf einer Änderung des Kaliumquotienten beruht, wird das Gesamtkörpernatrium durch die Azidose nicht vermehrt, sondern durch eine gesteigerte renale Elimination evtl. sogar vermindert. Durch die genannten Mechanismen ist die insuffiziente Niere lange in der Lage, ausreichende Mengen Kalium auszuscheiden. Eine Hyperkaliämie ist erst dann zu erwarten, wenn die tägliche Urinausscheidung unter 500 ml absinkt und somit eine dekompensierte Niereninsuffizienz vorliegt. Im Stadium der kompensierten Niereninsuffizienz ist also nicht mit einer bedrohlichen Hyperkaliämie, sondern eher mit einer Hypokaliämie zu rechnen. Bemerkenswerte Hypokaliämien sind allerdings meist iatrogen verursacht und zwar durch die Verordnung von Laxantien, Diuretika, kaliumarmer Diät etc. Nur in wenigen Fällen von „Salzverlustniere" aufgrund einer Nierenerkrankung aus dem Kreis der tubulären Azidose oder im Rahmen eines primären oder sekundären Aldosteronismus mit chronischer Niereninsuffizienz kann man eine spontan aufgetretene Hypokaliämie erwarten.

Die klinischen Symptome des Kaliummangels sind allgemeine Muskeladynamie mit Hyporeflexie, Magen-Darm-Atonie und Schmerzen im Bereich des Abdomens und der Unterschenkel. Adynamie und Wadenschmerzen bedingen eine erhebliche Gehbehinderung. Bei stärkerem Kaliummangel kommt es zu Blutdruckabfall und Tachycardie durch Vasomotoreninsuffizienz. Die Patienten sind apathisch, desorientiert und möglicherweise auch somnolent. Das EKG zeigt eine QT-Verlängerung, ST-Senkung und T-Depression sowie deutliche U-Wellen.

Die Hypokaliämie ist meist ein Zeichen für eine massive Verminderung des Gesamtkörperkaliums. Oft jedoch ist die Serumkaliumkonzentration nicht für das Gesamtkörperkalium repräsentativ. So kann eine erhebliche Hypokaliämie bei Alkalose oder nach Insulininjektion auftreten, ohne daß es zu einer Änderung des Gesamtkaliums gekommen ist. Zur Beurteilung der Serumkaliumkonzentration muß immer der Säure-Basen-Status und evtl. auch die relativ einfach zu bestimmende intraerythrocytäre Kaliumkonzentration herangezogen werden.

Sofern nicht gravierende Symptome oder Umstände zu einer Infusionsbehandlung zwingen, ist die Therapie der Hypokaliämie durch orale Kaliumsubstitution durchzuführen. Die benötigte Kaliummenge läßt sich nicht auf Grund des Serum-Kalium-Wertes abschätzen. Bei der Infusionsbehandlung ist jedoch zu berücksichtigen, daß bei kontinuierlicher Infusion die Menge von 40 mval Kalium/h nicht überschritten werden sollte.

Konzentrierte Kaliumlösungen verursachen eine schmerzhafte Reizung, wenn die Infusion in eine periphere Vene erfolgt. Die Beschwerden lassen sich durch Zusatz von 50 E Heparin oder 1 mg Prednisolon zur Infusionslösung rasch beseitigen. Neben der Kaliumsubstitution sollte jedoch immer versucht werden, den Kaliummangel kausal zu bessern, z. B. durch ausreichende Natriumzufuhr, Kontrolle des Laxantien- und Diuretikaverbrauches etc. Bei Tendenz zur Hypokaliämie ist eine orale Dauertherapie erforderlich. Auch bei einer derartigen Therapie ist im Stadium der kompensierten Niereninsuffizienz das Risiko einer Hyperkaliämie gering; regelmäßige Kontrollen sind jedoch in jedem Fall von Störungen der Kaliumbilanz erforderlich.

8.4. Anämie

Ein obligates Symptom der chronischen Niereninsuffizienz ist eine mehr oder weniger stark ausgeprägte, meist normochrome Anämie. Die Anämie tritt bereits dann auf, wenn das Glomerulusfiltrat unter 40 ml/min abgesunken bzw. das Serumkreatinin auf etwa 3,0 mg % angestiegen ist. Hochgradige Anämien werden in der Regel jedoch erst dann beobachtet, wenn die Inulinclearance unter 20 ml/min abfällt bzw. das Serumkreatinin über 4,0 mg % ansteigt. Der Grad der Anämie ist unabhängig von der Nierengrundkrankheit. Eine Ausnahme bilden lediglich die Zystennieren und zuweilen auch die Nierentuberkulose, bei denen sogar eine Polycytämie vorkommen kann.

An der Entstehung und Entwicklung der renalen Anämie sind mehrere Faktoren beteiligt. Hauptursache ist eine verminderte Erythropoese bei herabgesetzter Erythrocytenüberlebenszeit.

In der Niere wird normalerweise ein erythropoetinstimulierender Faktor gebildet, der die Freisetzung des Erythropoetins veranlaßt. Bei der chronischen Niereninsuffizienz sind, in Abhängigkeit von der Menge destruierten Nierengewebes, der erythropoetinstimulierender Faktor und das Erythropoetin selbst deutlich vermindert. Die Folge der mangelnden Erythropoetinwirkung auf das Knochenmark ist eine Herabsetzung der Erythropoese. Hinzu kommt eine toxisch bedingte Knochenmarksdeperssion, so daß auch exogen zugeführtes Erythropoetin nur zu einem verminderten Effekt auf die Erythropoese führt.

Eine weitere Ursache der herabgesetzten Erythropoese kann ein Eisenmangel sein. In der Regel ist jedoch bei Patienten mit chronischer Niereninsuffizienz der erythrocytäre Eisenumsatz, das Gesamtkörpereisen und die Eisenutilisation normal. Ein Eisenmangel kann nun aber leicht durch Eisenverlust (Blutverlust) bei verminderter enteraler Resorption in Abhängigkeit vom Grad der Niereninsuffizienz eintreten. Bei terminaler Niereninsuffizienz werden nur noch 5 % der oral angebotenen Eisenmengen resorbiert, so daß bei normaler Ernährung nicht einmal der tägliche Verlust von Eisen über Haut und Schleimhäute gedeckt werden kann. Bei der kompensierten Niereninsuffizienz ist die Resorption in der Regel ausreichend, um unter normalen Bedingungen den Eisenbestand zu erhalten. Ebenfalls erst bei hochgradiger Niereninsuffizienz kommt es durch mangelnde Resorption (bei Dialysepatienten auch durch Verlust in die Dialyseflüssigkeit) zu einem klinisch bedeutsamen Vitamin B_{12}- und Folsäuremangel.

Weiterhin ist die Lebensdauer der Erythrocyten in Abhängigkeit vom Grad der Azotämie deutlich verkürzt. Die Anämie entsteht also durch eine beschleunigte Erythrocytenmauserung bei relativer Knochenmarksinsuffizienz. Die eigentliche Ursache der gesteigerten Hämolyse ist unklar; erwiesen ist nur, daß das urämische Serum die Lebensdauer der Erythrocyten verkürzt. Eine hämolysefördernde Wirkung der Azidose, des Harnstoffs oder auch anderer retinierter Metabolite, wie der Guanidinderivate, ist nicht sicher belegt.

Zusätzliche Faktoren der Anämieentwicklung können occulte oder stärkere gastrointestinale Blutungen, Infekte, Medikamente wie Phenacetin oder Chloramphenicol, sowie Blutverluste durch eine urämisch bedingte hämorrhagische Diathese und diagnostische Blutentnahmen oder der suppressive Effekt von Bluttransfusionen sein. Bei Dialysepatienten tritt noch eine intermittierende mechanische Hämolyse und der regelmäßige Blutverlust in den Dailysator hinzu.

Die langsam entstandene renale Anämie verursacht selten klinische Symptome. Ein systolisches Herzgeräusch kann jedoch bei Patienten mit chronischer Niereninsuffizienz und Anämie allein durch die Anämie verursacht sein. Erst wenn das Hämoglobin unter 6,0 g % abfällt, ist mit Erscheinungen wie Belastungsdyspnoe, Tachykardie, Angina pectoris und Schwindel zu rechnen. Es ist jedoch möglich, daß Patienten mit einem Hämoglobin von unter 5,0 g % arbeitsfähig sind. In der Regel kann man jedoch feststellen, daß das Allgemeinbefinden und die Leistungsfähigkeit chronisch urämischer und anämischer Patienten weitgehend vom Hämoglobingehalt abhängig ist.

Da durch Bluttransfusionen der spezifische Hypoxiereiz zur Steigerung der Erythropoese und das Risiko der Hepatitisinfektion besteht, sollten Blutkonserven nur dann verabreicht werden, wenn stärkere klinische Symptome oder Blutverluste dazu zwingen. Die entscheidende Therapie der renalen Anämie sind jedoch konservative und prophylaktische Maßnahmen. Ein möglicherweise bestehender Eisenmangel muß ausgeglichen werden. Der Eisenmangel läßt sich jedoch nur sicher im Knochenmarksausstrich durch eine Erschöpfung der Eisendepots im reticulo-endothelialen System nachweisen. Eine notwendige Substitution sollte in der gleichzeitigen oralen Gabe von 300 mg Eisen und 1 500 mg L-Histidin/die erfolgen. Weiterhin läßt sich durch Anabolika und Androgene (bis maximal 250 mg Testosteron/woche) die Erythropoese steigern. Bei chronisch niereninsuffizienzen und anämischen Patienten sollten außerdem jegliche Blutverluste (kosmetische Operationen, Hypermenorhoe etc.) und medikamentöse Noxen vermieden werden. Da der Hämoglobingehalt des Blutes weitgehend mit der Menge noch vorhandenen Nierenparenchyms korreliert, sollte nur nach strengster Indikationsstellung eine bilaterale Nephrektomie durchgeführt werden.

8.5. Knochen, Kalzium, Magnesium und Phosphat

Urämiebedingte Knochenveränderungen, die auf einer gestörten Kalziumhomöostase beruhen, werden unter dem Sammelbegriff „renale Osteopathie" zusammengefaßt. Eine weitere Folge des gestörten Kalziumstoffwechsels können extraossäre Verkalkungen sein. Knochenveränderungen sind bereits im Frühstadium der Niereninsuffizienz zu finden; in Stadien der terminalen Niereninsuffizienz werden sie bei kaum einem Patienten vermißt. Der Schweregrad der Veränderungen hängt von der Dauer und dem Grad der Niereninsuffizienz ab. In schweren Fällen treten unerträgliche Knochenschmerzen und Spontanfrakturen, auch bei jungen Patienten, auf. Da der Zustand der terminalen Niereninsuffizienz durch die Hämodialyse über viele Jahre aufrechterhalten werden kann und während dieser Zeit mit einem Fortschreiten der Knochenveränderungen zu rechnen ist, kommt der renalen Osteopathie, die früher eine kaum beachtete Komplikation darstellte, heute eine erhebliche Bedeutung zu. Nur durch eine Diagnostik und Therapie im frühest möglichen Stadium kann die später zu erwartenden Knochendestruktionen verhindert werden.

Für die Knochenveränderungen und extraossären Verkalkungen sind vornehmlich drei verschiedene Mechanismen verantwortlich zu machen, die alle eine gesteigerte Sekretion von Parathormon bewirken. Diese drei Faktoren sind: Störung des Vitamin D_3-Stoffwechsels, Phosphatretention und mangelnde Ansprechbarkeit des Knochens auf Parathormon.

8.5.1. Störungen des Vitamin D_3-Stoffwechsels

Patienten mit Niereninsuffizienz haben eine deutlich verminderte Kalziumresorption und dadurch eine Hypokalzämie, die auf physiologische Dosen von Vitamin D_3 nicht anspricht. Heute ist bekannt, daß Vitamin D_3 (Cholecalciferol) in der Leber zu 25-Hydroxycholecalciferol und anschließend in der Niere zu 1,25-Hydroxycholecalciferol (1,25-HCC) umgewandelt wird. Dieses 1,25-HCC ist der eigentlich wirksame Metabolit des Vitamin D_3, so daß es sich bei dem Wirksystem eher um ein Hormon als um ein Vitamin handelt. Dieses 1,25-HCC kann nun aber aufgrund der Nierenerkrankung nicht mehr in ausreichendem Maße gebildet werden. Das führt über eine verminderte enterale Kalziumresorption zur Hypokalzämie und zur Osteomalazie. Man spricht in diesem Zusammenhang auch von einer erworbenen Vitamin D-Resistenz. Die entstandene Hypokalzämie bedingt nun wiederum eine vermehrte Ausschüttung von Parathormon mit den Folgen des Hyperparathyreoidismus.

8.5.2. Phosphatretention

Wenn die glomeruläre Filtrationsrate auf Werte unter 40 ml/min abfällt, läßt die Fähigkeit der Nieren, Phosphat zu eliminieren, nach. Durch die Phosphatretention wird aber eine Verminderung des ionisierten Blutkalziums und in deren Gefolge eine Parathormonausschüttung verursacht, die nicht nur zu einer Mobilisation von Kalzium aus den Knochen, sondern auch zu einer weiteren Steigerung des Phosphatspiegels führt. Da aber selbst das vermehrte Parathormon die renale Elimination von Phosphat bei der insuffizienten Niere nicht mehr in ausreichendem Maße fördern kann, ist hier ein circulus vitiosus entstanden.

8.5.3. Verminderte Parathormonwirkung

Weiterhin zeigen Patienten mit Niereninsuffizienz einen deutlich verminderten Effekt auf exogen zugeführtes Parathormon gemessen an der hyperkalzämischen Wirkung. Die Ursache liegt in einer herabgesetzten Ansprechbarkeit des Knochens auf Parathormon, was wiederum eine gesteigerte Parathormonsekretion zur Folge haben muß, da der Organismus bestrebt ist, ein weiteres Absinken des Kalziumspiegels zu vermeiden.

8.5.4. Sekundärer oder hypokalzämischer Hyperparathyreoidismus

Die Niereninsuffizienz verursacht somit zunächst eine Hypokalzämie, welche der Körper durch eine gesteigerte Parathormonausschüttung auszugleichen versucht. Da die Nieren Hauptabbauort von Parathormon sind, werden schon dadurch bei Niereninsuffizienz höhere Parathormonspiegel gefunden.
Parathormon bewirkt nun eine Knochenentkalkung mit den Folgen der Ostitis fibrosa und eine gesteigerte Ausschüttung von Kalzium und Phosphat aus dem Knochen, ohne daß die Möglichkeit gegeben wäre, das Phosphat in ausreichendem Maße zu eliminieren. Man findet also im Serum eine Hypokalzämie, eine Hyperphosphatämie und eine gesteigerte Aktivität der alkalischen Phosphatase sowie erhöhte Serumcitratspiegel infolge des vermehrten Knochenabbaues.

8.5.5. Zusätzliche Faktoren

Ein gesteigerter renaler Kalziumverlust durch einen tubulären Nierenschaden kann die Hypokalzämie weiter verstärken. Weiterhin ist die oft angeordnete eiweißarme Diät der Nierenkranken kalziumarm und fördert die negative Kalziumbilanz. Außerdem können wahrscheinlich die lang anhaltende Azidose und das urämische Milieu per se den Knochenmetabolismus verändern. Da Magnesium bezüglich der Parathormonsteuerung die gleiche Wirkung wie Kalzium ausübt, kann durch Magnesiummangel ebenfalls ein sekundärer Hyperparathyreodismus ausgelöst oder verschlimmert werden.

8.5.6. Klinische Symptome

Die klinischen Symptome der Knochenveränderungen können sehr vielgestaltig sein. Im Vordergrund stehen rheumatoide Beschwerden und diffuse Knochenschmerzen. In schweren Fällen können pathologische Frakturen und ein quälender Pruritus auftreten. Wenn das Produkt von Kalzium- und Phosphatkonzentration im Serum 70 mg % überschreitet, werden meist extraossäre Verkalkungen beobachtet. Diese zeigen sich meist als harte, schmerzhafte periartikuläre Verdickungen. Nach Verminderung des Kalzium-Phosphatproduktes unter den kritischen Wert — z. B. durch Hämodialyse — können sich die Verkalkungen weitgehend zurückbilden.

8.5.7. Diagnostische Maßnahmen

Für die Verlaufs- und Therapiekontrolle eignen sich Kalzium- und Phosphatbestimmungen sowie die Röntgenuntersuchung. Folienlose Mammographiefilme und die Xeroradiographie haben die radiologische Diagnostik der renalen Osteopathie erheblich vereinfacht, jedoch nicht wesentlich verbessert. Die renale Osteopathie stellt sich dem Radiologen vorwiegend als Ostitis fibrosa dar. Demzufolge sind vorwiegend erosive Veränderungen wie beim primären Hyperparathyreoidismus zu finden. Es zeigen sich häufig eine großporige Atrophie des Schädeldaches, Akroosteolysen der lateralen Klavi-

Ursachen der renalen Osteopathie

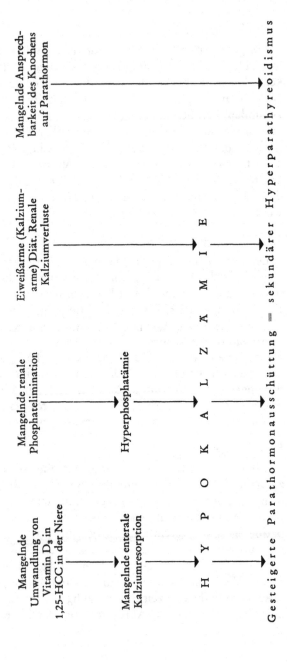

Mangelnde
Umwandlung von
Vitamin D_3 in
1,25-HCC in der Niere

Mangelnde renale
Phosphatelimination

Eiweißarme (Kalzium-
arme) Diät. Renale
Kalziumverluste

Mangelnde Ansprech-
barkeit des Knochens
auf Parathormon

Mangelnde enterale
Kalziumresorption

Hyperphosphatämie

H Y P O K A L Z Ä M I E

Gesteigerte Parathormonausschüttung = sekundärer Hyperparathyreoidismus kulaenden und subperiostale Resorptionen, Akroosteolysen der Endphalangen evtl. mit Pseudotrommelschlägelfingerbildung sowie seltener eine Deckplattenosteosklerose der Lendenwirbelkörper und eine Verbreiterung des Ileosakralgelenk- und Symphysenspaltes. Weiterhin lassen sich zuweilen diffuse extraossäre Weichteilverkalkungen und Gefäßveränderungen im Sinne einer Mediaverkalkung nachweisen.

Für die Routineuntersuchung ist eine Röntgenaufnahme der Hände ausreichend, da die Veränderungen dort am frühesten und am ausgeprägtesten zu finden sind. Die Mediaverkalkungen lassen sich vorzugsweise an den Beckenarterien oder bei der Frau an den Arterien der Mammae demonstrieren.

Zur Diagnostik der renalen Osteopathie ist die histologische Untersuchung des Knochens am besten geeignet, da sie mit ausreichender Sicherheit Frühfälle erfaßt. Das Knochenmaterial wird dazu durch eine Beckenkammbiopsie gewonnen. Wird eine Knochenbiopsie bei einem urämischen Patienten durchgeführt, der schon röntgenologisch nachweisbare Knochenveränderungen bietet, so findet man gewöhnlich im histologischen Präparat eine ausgesprochen schwere Ostitis fibrosa.

Parathormonbestimmungen sind für die klinische Routine zu aufwendig und sollten bei Verdacht auf sekundären Hyperparathyreoidismus nur dann durchgeführt werden, wenn sich daraus als Konsequenz eine operative Therapie ergeben kann.

8.5.8. Therapie

Es muß damit gerechnet werden, daß die Symptome des sekundären Hyperparathyreoidismus bereits nachweisbar sind, wenn das Serum-Kreatinin über 3,5 mg % ansteigt. Um die Parathormonsekretion und das Kalzium-Phosphatprodukt zu erniedrigen, kann die Serum-Phosphatkonzentration vermindert werden. Der Effekt einer phosphatarmen Diät ist nicht erwiesen. Phosphatbindende Mittel wie Aluminiumhydroxyd oder Aluminiumcarbonat bis zu einer Dosis von 15 g/die sind dagegen in der Lage, die enterale Phosphatresorption erheblich zu vermindern. Diese Therapie muß durch Serumphosphatbestimmungen regelmäßig kontrolliert werden, da es bei

Besserung der Nierenfunktion rasch zur Phosphatverarmung kommen kann. Die Diät bei Patienten mit Niereninsuffizienz soll weiterhin wenigstens 1,5 g Kalzium/die enthalten, um einer Kalziumverarmung und damit einer gesteigerten Parathormonsekretion vorzubeugen. Vitamin D_3 in Dosen bis zu 150 000 E können sich günstig auswirken; jedoch ist die Gefahr der Intoxikation sehr hoch. Der Vitamin D_3-Metabolit 1,25-HCC steht noch nicht für die Therapie zur Verfügung.

Schwere Symptome lassen sich oft auch durch eine frühzeitige chronische Hämodialyse bessern. Eine subtotale oder totale Parathyreoidektomie muß dann in Betracht gezogen werden, wenn entsprechende Knochenveränderungen bioptisch nachgewiesen wurden und diese bei Röntgenkontrollen stark progredient sind, eine konstante Hyperkaliämie besteht und die klinischen Symptome trotz entsprechender Therapie nicht zu bessern sind.

8.6. Neuromyopathie

Die Eigenständigkeit der nephrogenen Polyneuropathie wird heute nicht mehr bestritten. Sie entwickelt sich meist schleichend und unabhängig von zentralnervösen Störungen. Die Symptome sind abhängig von der Elimination harnpflichtiger Substanzen und somit von der Nierenfunktion oder der Effizienz der Dialysebehandlung. Der Schweregrad und die Häufigkeit des Auftretens der nephrogenen Polyneuropathie bei konservativ behandelten Patienten sind sowohl von der Dauer der Azotämie als auch von der Höhe des Kreatininwertes abhängig. Demgegenüber besteht keine Korrelation zum Serumharnstoff, also zum Diätverhalten des Patienten.

Die Symptome der Polyneuropathie machen sich oft schon vor anderen Zeichen der Niereninsuffizienz bemerkbar. Bei fast allen Patienten mit einem Serum-Kreatinin-Wert von mehr als 7,0 mg % ist eine mehr oder weniger stark ausgeprägte nephrogene Polyneuropathie, gemessen an der Verlängerung der Nervenleitgeschwindigkeit, zu erwarten. Wenn subjektive Beschwerden bestehen, liegen diesen in der Regel bereits deutliche neurologische Ausfälle zugrunde.

116

Die Störungen sind von Anfang an immer symmetrisch ausgebildet und können sowohl rein sensibel als auch sensibel und motorisch sein. Bevorzugt werden die unteren Extremitäten, während Hände und Unterarme lange symptomlos bleiben (im Gegensatz zur diabetischen Polyneuropathie). Durch andere Noxen, wie Alkohol, Nitrofurantoingaben oder Diabetes mellitus können die Symptome vielgestaltiger werden. Parästhesien, Kältegefühl und brennende Schmerzen an den Füßen (burning-feet-Syndrom) sind die häufigsten klinischen Erscheinungen. Oft bestehen auch Wadenkrämpfe und eine allgemeine motorische Unruhe der unteren Extremitäten (restless-legs-Syndrom). Seltener sind spontane Muskelschmerzen. Im fortgeschrittenen Stadium können Paresen vornehmlich der unteren, aber auch der oberen Extremitäten auftreten.

Bei der klinischen Untersuchung fällt eine starke Druckempfindlichkeit der Wadenmuskulatur auf. Das Vibrationsgefühl ist erheblich beeinträchtigt. Schon in sehr frühem Stadium besteht eine Störung der Tiefensensibilität. Die Schwere der neurologischen Symptome, insbesondere der Paresen, korreliert mit der Herabsetzung der Nervenleitgeschwindigkeit. Zur Frühdiagnostik ist die Verlaufskontrolle der Nervenleitgeschwindigkeit von besonderem Wert.

Die Ursache der renalen Polyneuropathie ist völlig unklar; am ehesten ist sie Folge schwer dialysierbarer Urämietoxine. Die konservative Therapie ist erfolglos. Durch die chronische Dialysebehandlung sind die Störungen weitgehend rückbildungsfähig. Bei chronisch dialysierten Patienten nimmt die Häufigkeit der Polyneuropathiesymptome mit zunehmender Zahl der wöchentlichen Behandlungsstunden ab. Bei Auftreten klinischer Symptome der renalen Neuropathie sind die Möglichkeiten der konservativen Therapie erschöpft und es ist erforderlich, den Patienten der Hämodialysebehandlung zuzuführen.

8.7. Blutdruck

Prinzipiell muß im Verlauf jeder Nierenerkrankung mit dem Auftreten einer Hypertonie gerechnet werden. In den letzten Jahren hat der Prozentsatz der Patienten mit der Diagnose „essentielle Hypertonie" kontinuierlich zu Gunsten der Diagnose „renale Hypertonie" abgenommen. Mit zunehmender Retention harnpflichtiger Substanzen wird das Auftreten der Hypertonie häufiger. Weiterhin ist bei der Glomerulonephritis eher ein Hypertonus zu erwarten als bei der Pyelonephritis. Diese renale Hypertonie wird nicht selten durch eine maligne Verlaufsform oder durch hypertensive Krisen kompliziert. Klinisch ist der renale Hypertonus meist durch einen hohen diastolischen Druckwert charakterisiert, dessen hämodynamische Ursache in der Erhöhung des peripheren Gefäßwiderstandes liegt (Widerstandshochdruck). Es ist dabei unerheblich, ob eine primäre Nierenerkrankung vorliegt, oder ob ein Hypertonus anderer Ursache durch sekundäre, hypertensive Nierenschädigung renal fixiert wird.

Der Bluthochdruck ist mit seinen Komplikationen einer der wichtigsten, lebensbegrenzenden Faktoren im Rahmen der chronischen Niereninsuffizienz. Unbehandelt wird die Hypertonie auch die Nierenfunktion weiter verschlechtern.

Die Pathogenese der renalen Hypertonie ist in vielen bedeutenden Einzelheiten noch ungeklärt. Ganz allgemein kann als wesentliches auslösendes Moment der renalen Hypertonie die Ischämie der Nieren — oder einer Niere — angesehen werden. Die Verbindung zwischen Nierenischämie und Hypertonie ist allerdings noch nicht sicher bekannt. Auch der Renin-Angiotensin-Mechanismus kann heute nicht mehr als unmittelbare Hypertonieursache angesehen werden.

Die Häufigkeit der renalen Hypertonie nimmt mit fortschreitender Einschränkung der Nierenfunktion, gemessen am steigenden Serumkreatininwert, zu. In diesen Fällen von fortgeschrittener Niereninsuffizienz hat sich für die Pathogenese der renalen Hypertonie die Natrium- und Wasserretention als bedeutsam erwiesen. Häufig kann bei diesen Patienten durch Normalisierung der extrazellulären Flüssigkeitsverhältnisse eine entscheidende Blutdrucksenkung erreicht werden. Die Hypertonie kann ihrerseits durch Nierenschädigung im Sinne einer Nephrosklerose die Hypertonie selbst wieder unterhalten. In vielen Fällen gewinnt man den Eindruck, daß die renal verursachte Hypertonie den Patienten mehr schädigt und gefährdet, als die ursprüngliche Nierenerkrankung. Der circulus vitiosus kann nur durch eine Normalisierung der Blutdruckwerte unterbrochen werden.

8.7.1. Therapie

Vor Therapiebeginn muß festgestellt werden, ob nicht eine kausal therapierbare Hochdruckform bei Phäochromocytom, Morbus Cushing, Conn-Syndrom, einseitiger Nierenarterienstenose oder Schrumpfniere, Aortenisthmusstenose, intrarenaler AV-Fistel, Hyperthyreose etc. vorliegt. Aber auch eine renoparenchymatöse Hypertonie läßt sich zuweilen durch Behandlung der Nierenerkrankung bessern. Insbesondere trifft dies für den akuten Schub einer chronischen Glomerulonephritis oder die Exacerbation der chronischen Pyelonephritis zu.

Bei der Behandlung der renalen Hypertonie kommt der medikamentösen, symptomatischen Therapie die größte Bedeutung zu. Das Behandlungsziel ist die zufriedenstellende Blutdrucksenkung bei einem Minimum von Nebenwirkungen. Dies setzt eine individuelle Behandlung jedes Patienten voraus. Ein starres Verordnungsschema ist abzulehnen. Weil die in der Sprechstunde gemessenen Blutdruckwerte nur einen ungenauen Überblick über das Blutdruckverhalten des Patienten im Verlauf der Behandlung gibt, wird er angehalten, die Blutdruckkontrollen selbst vorzunehmen und zu dokumentieren. Diese Blutdruckselbstkontrolle soll nicht den Weg zum Arzt einsparen, sondern dem Arzt zur Therapieplanung mehr Informationen in die Hand geben. Während der Einstellungsphase sollte der Blutdruck 3mal täglich und zwar im Liegen als auch im Stehen gemessen werden. Eine entscheidende Verschlechterung der Nierenfunktion durch die medikamentöse Blutdrucksenkung ist nicht zu befürchten.

Zur Therapie haben sich, einzeln oder in Kombination, Rauwolfia-Alkaloide, Hydralazin, Alpha-Methyp-Dopa-Guanethidin und Clonidin bewährt. Bei Aldosteron-Antagonisten besteht die Gefahr von unkontrollierten Natriumverlusten und der Hyperkaliämie. Besonders bei jüngeren Patienten werden in letzter Zeit Beta-Rezeptoren-Blocker mit gutem Erfolg bei der Behandlung der renalen Hypertonie eingesetzt. Insbesondere nach einer Therapie mit Guanethidin muß mit Orthostasereaktionen gerechnet werden. Bei gleichzeitig bestehender Herzinsuffizienz ist zu berücksichtigen, daß verschiedene Antihypertensiva, wie Beta-Rezeptoren-Blocker, Reserpin und Guanethidin, eine negativ inotrope Wirkung besitzen. Die früher oft kritiklos eingesetzte Kochsalzrestriktion zur Behandlung der Hypertonie unterliegt heute einer strengen Differentialindikation. Bei der chronischen Niereninsuffizienz stellt sowohl die kochsalzarme Diät als auch der Natriumentzug durch Diuretika ohne Kenntnis der Natriumbilanz eine erhebliche Gefährdung des Patienten dar. Protrahiert wirkende Diuretika in Dosen, die unterhalb der saluretischen Wirkung liegen, haben dagegen in Kombination mit anderen Medikamenten einen festen Platz in der antihypertensiven Therapie. Der antihypertensive Effekt der Diuretika, insbesondere bei Langzeittherapie, ist z. Z. noch nicht erklärbar. Möglicherweise liegt dem Phänomen eine direkte Gefäßwirkung zugrunde.

Läßt sich im Stadium der terminalen Niereninsuffizienz keine befriedigende Blutdrucksenkung mehr erreichen, so kann durch den Beginn einer vorgezogenen Dialysebehandlung in vielen Fällen der Blutdruck ohne weitere medikamentöse Maßnahmen normalisiert werden. Dieser Effekt ist am ehesten durch die dialysebedingte Regulation des Wasser- und Salzhaushaltes bedingt.

Zur Therapie und Verlaufskontrolle sollten nicht nur die vom Patienten gemessenen Blutdruckwerte, sondern auch die Veränderungen des Augenhintergrundes herangezogen werden. Die Fotodokumentation des Augenhintergrundes erleichtert den Vergleich. Es muß jedoch berücksichtigt werden, daß die Veränderungen des Augenhintergrundes keinen Rückschluß auf den Grad der hypertoniebedingten Nephrosklerose zulassen.

8.8. Herz

Bei der chronischen, kompensierten Niereninsuffizienz mit gut behandelter Hypertonie und ausgeglichenem Natrium- und Wasserhaushalt ist eine Herzinsuffizienz nicht wesentlich häufiger als bei vergleichbaren gesunden Personen. Bei älteren Leuten oder bei Patienten, bei denen eine mehrjährige Hypertonieanamnese mit möglicherweise schlecht eingestellten Blutdruckwerten besteht, wird eine Herzinsuffizienz allerdings kaum je vermißt.

Die Herzinsuffizienz bei der chronischen Azotämie kann verschiedene Ursachen haben. Eine der Hauptursachen ist sicher die Linksherzbelastung bei unzureichender Hypertoniebehandlung. Im Rahmen einer hypertonen Krise kann es durch akute Linksherzdekompensation zu einem Lungenödem kommen. Läßt sich dieses Lungenödem durch hohe Dosen Furosemid (bis 1 g) oder einen Aderlaß nicht beseitigen, oder ist ein Aderlaß wegen erheblicher Anämie nicht möglich, so wird nur die sofortige Dialysebehandlung lebensrettend sein.

Eine weitere Ursache der Herzinsuffizienz liegt in der renalen Anämie mit Erhöhung des Herzzeitvolumens. Die Wertigkeit der Anämie bei der Entstehung der Herzinsuffizienz ist jedoch so gering, daß dies allein keine Indikation zur Bluttransfusion darstellt. Zusätzlich muß auch eine toxische Myocardschädigung durch das urämische Milieu mit in Betracht gezogen werden (urämische Myocardiopathie).

Im fortgeschrittenen Stadium der Niereninsuffizienz kann durch Wasser- und Salzretention eine Hypervolämie mit Herzüberlastung auftreten, welche eine Herzinsuffizienz vortäuscht. Zuweilen kann eine echte Herzinsuffizienz erst nach ausgeglichener Wasser- und Salzbilanz gesichert werden.

Die Linksherzinsuffizienz ist oft Ursache für eine weitere Nierenfunktionseinschränkung, während eine Rechtsherzinsuffizienz mit Stauung der Nierenvenen die Nierenfunktion nur unbedeutend beeinträchtigt. Allein durch eine chronische Herzinsuffizienz kann die Nierendurchblutung auf 20% und das Glomerulusfiltrat auf 30% der Norm zurückgehen, so daß eine Retention harnpflichtiger Substanzen auch bei gesunden Nieren resultiert. Andererseits kann durch eine Verbesserung der Herzauswurfleistung eine relative Verbesserung der Nierenfunktion erreicht werden. Diese Tatsache macht deutlich, welche Bedeutung der Therapie einer Herzinsuffizienz bei der Behandlung der chronischen Niereninsuffizienz zukommt.

Zur Digitalisierung bei der chronischen Niereninsuffizienz hat sich Digitoxin am besten bewährt, da wegen der extrarenalen Elimination dieser Substanz der Grad der Niereninsuffizienz bei der Dosierung praktisch nicht berücksichtigt werden muß. Bei der Verwendung von Digoxin werden häufiger Überdosierungserscheinungen beobachtet. Bei niereninsuffizienten, digitalisierten Patienten sollte jedoch immer regelmäßig auf Intoxikationserscheinungen wie Übelkeit, Erbrechen, AV-Blockierung im Ekg etc. geachtet werden.

8.8.1. Perikarditis

Mit dem Auftreten einer urämischen Perikarditis ist erst im fortgeschrittenen Stadium der Niereninsuffizienz zu rechnen. Die Häufigkeit des Auftretens dieser Komplikation zeigt jedoch keine sichere Korrelation zum Serumkreatininwert. Die urämische Perikarditis macht selten Beschwerden und wird oft bei den Patienten nur zufällig entdeckt. Die Ekg-Veränderungen, auch bei der frischen Perikarditis, sind meist unspezifisch und nicht in der Lage, die Diagnose zu sichern. Das Pericardreiben über dem Herzen ist ein besseres Indiz, zumal es auch häufiger als Ekg-Veränderungen gefunden wird. Ein „Lederknarren" bei der Herzaktion fällt den Patienten zuweilen selber auf. Mit zunehmendem Parikarderguß verschwindet das Reiben und das Ekg bietet jetzt häufig eine Niedervoltage. Durch Ultraschalluntersuchung, Herzbinnenraumszintigraphie, Röntgenkymographie oder Probepunktion läßt sich der Perikarderguß meist sichern.

Während früher die urämische Perikarditis als signum mali ominis angesehen wurde, ist sie heute in praktisch jedem Fall durch eine ausreichende Dialysetherapie zu beherrschen.

Voraussetzung ist allerdings die rechtzeitige und ausreichende Anwendung dieses Verfahrens.

8.8.2. *Rhythmusstörungen*

Besonders im Rahmen der hypertensiven Verlaufsform der chronischen Niereninsuffizienz können Herzrhythmusstörungen auftreten. Als Ursachen kommen eine Koronarsklerose, eine myokardiale Insuffizienz durch langdauernde Azotämie und Hypertonie sowie Elektrolytveränderungen oder eine Digitalistoxikation in Frage. Die Therapie der Herzrhythmusstörungen erfolgt mit den hierfür üblichen Medikamenten wie Isoptin, Xylocain, Chinidin, Ajmalin, Dipenylhydantoin und Betarezeptorenblockern. Ajmalin und Diphenylhydantoin können auch bei fortgeschrittener Niereninsuffizienz in normaler Dosierung verabreicht werden.

8.9. Hämostase

Bei Patienten mit fortgeschrittener Niereninsuffizienz findet sich relativ selten — im Gegensatz zum akuten Nierenversagen — eine manifeste Blutungsneigung mit Epistaxis, gastroinestinalen Blutungen, Menorhagien und verstärkten Blutungen nach Traumata. Aber es werden nicht nur Hämorrhagien, sondern zuweilen auch die Symptome der Hyperkoagulabilität beobachtet. Während bei exakten Laboruntersuchungen häufiger Defekte im Hämostasesystem aufgedeckt werden, sind diese klinisch jedoch meist bedeutungslos. Ein Sonderfall ist die Hyperkoagulabilität beim nephrotischen Syndrom, die zwar eine gute Korrelation zur Schwere des nephrotischen Syndroms, aber keinerlei Abhängigkeit vom Grad der Niereninsuffizienz zeigt.

Als Ursache der Blutgerinnungsstörungen ist ebenfalls der Ausfall der Nierenfunktion anzusehen. Die Niere greift normalerweise durch die Bildung von Uroplastin und Urokinase in die Hämostase ein. Wenn auch häufig die Verminderung der Vitamin-K-abhängigen Gerinnungsfaktoren bei der chronischen Niereninsuffizienz beobachtet wird, so sind die auftretenden Störungen der Blutstillung doch meist im

Wesentlichen auf eine Verminderung der Thrombocytenadhäsivität zurückzuführen. Außerdem spielt eine erhöhte Gefäßfragilität zusätzlich eine Rolle. Eine möglicherweise bestehende Blutungsneigung wird somit durch — evtl. auch unterschwellige — Störungen der Thrombocytenfunktion, der Plasmafaktoren und der Gefäße verursacht, wobei dem thrombocytären Defekt eine wesentliche Bedeutung zukommt.

Die eigentliche Ursache dieser Störungen ist unklar. Da sich die Hämostasestörung durch die Dialysebehandlung beeinflussen läßt, muß man dafür eine dialysable Substanz ursächlich verantwortlich machen. Eine symptomatische Therapie stellt die Infusion von Thrombocytenkonzentration dar. Dieses wegen der Sensibilisierung doch problematische Verfahren sollte Notfällen vorbehalten bleiben. Zur kausalen Therapie ist lediglich die Hämodialysebehandlung erfolgversprechend.

8.10. Rest-N-Substanzen

Die auffälligste Folge der chronischen Niereninsuffizienz ist die Retention von Eiweißmetaboliten. Es handelt sich dabei insbesondere um Harnstoff, Indikan, Guanidin, Methylguanidin, Guanidinbernsteinsäure und verschiedene andere Endprodukte des Eiweißstoffwechsels. Die genannten Stoffwechselendprodukte werden für das klinische Bild der Urämie verantwortlich gemacht, obwohl im einzelnen bisher keine dieser Substanzen einer bestimmten toxischen Wirkung zugeordnet werden konnte. Lediglich die osmotische Wirkung des Harnstoffes kann bei extrem hohen Werten von klinischer Bedeutung sein. Die kompensatorische Ausscheidung der Rest-N-Substanzen über die Lungen und die Haut ist zwar für den urämischen Foetor der Patienten verantwortlich; besitzt aber quantitativ klinisch keinerlei Bedeutung. Durch Saunabehandlung erreicht die extrarenale Stickstoffelimination eine gerade erst meßbare Quantität.

Mit zunehmender Einschränkung der Glomerulusfiltration steigt auch das Serumkreatinin an. Wenn ein Gleichgewicht zwischen dem Anfall und der Ausscheidung von harnpflichtigen Substanzen besteht, liegt der Zustand der kompensierten Retention vor. Während das Serumkreatinin weitgehende Rückschlüsse auf die Nierenfunktion erlaubt, hängt der Serumharnstoffspiegel stark von alimentären Faktoren ab. Besonders dann, wenn die glomeruläre Filtrationsleistung unter einen Wert von 30 ml/min abgesunken ist, läßt sich durch alimentäre Stickstoffbelastung der Serumharnstoffwert um ein Vielfaches steigern (Abb. 12).

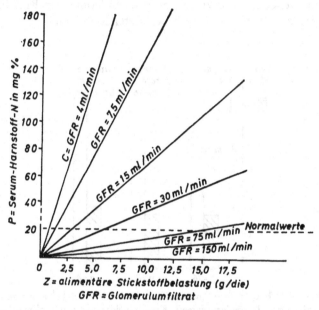

Abb. 12. Lineare Beziehung zwischen Serumharnstoff-N und alimentärer N-Belastung bei verschiedenem Glomerulumfiltrat (Nach *Seldin*, 1963)

Da bisher nicht nachgewiesen werden konnte, daß die asymptomatische Erhöhung der Rest-N-Substanzen im Blut für den Organismus schädigend sind, sollten therapeutische Maßnahmen erst dann ergriffen werden, wenn durch die Azotämie behandlungsbedürftige Symptome aufgetreten sind. Bei Anwendung von therapeutischen Maßnahmen zur Verminderung der Rest-N-Substanzen geht man davon aus, daß

125

mit der Beseitigung dieser Stoffe auch die anderen Urämietoxine vermindert werden.

Durch die Gaben von Diuretika läßt sich zwar die Salz- und Wasserdiurese steigern, die harnpflichtigen Substanzen bleiben davon jedoch unberührt. Selbst wenn durch eine forcierte Diurese die tägliche Urinmenge verdoppelt wird, läßt sich doch kein signifikanter Anstieg der Harnstoffausscheidung nachweisen (Abb. 13). Lediglich eine Einschränkung der Eiweißzufuhr bewirkt eine Verminderung der Rest-N-Substanzen im Serum bei kompensierter Retention.

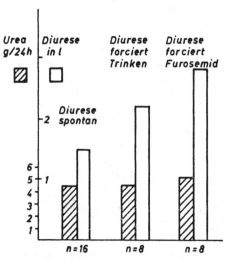

Abb. 13. Mittlere Harnstoffausscheidung in 24 Stunden bei 8 Patienten mit chronischer Niereninsuffizienz (Kreatininclearance < 10 ml/min/1,73 qm) unter verschiedenen Diuresebedingungen (Nach *Sarre*, 1976)

Je nach Grad der Niereninsuffizienz und damit der Retention kann die tägliche Eiweißzufuhr auf 20—40 g beschränkt werden. Bei einer derart reduzierten Eiweißzufuhr kann das Stoffwechselgleichgewicht nur dann aufrechterhalten werden, wenn biologisch hochwertiges Eiweiß und eine sonst kalorisch ausreichende Nahrung zugeführt wird. Die höchste biologische Wertigkeit besitzt ein Gemisch von Kartoffel- und Eiereiweiß im Verhältnis 3 : 2. Bei Durchführung einer strengen Kartoffel-Ei-Diät ist sorgfältig auf Eiweißmangel-symptome zu achten. Dies geschieht am besten durch die Bestimmung des Serumtransferrins. Die Bestimmung dieses Proteins läßt eine exakte Diagnostik zu, während sich das Serumeiweiß oder das Serumalbumin als zu unempfindlich erwiesen haben.

Eine spezielle Behandlung der erhöhten Harnsäurewerte im Serum ist praktisch nie notwendig. Ohne entsprechende Disposition ist weder mit einem Gichtanfall noch mit dem Auftreten von Harnsteinen zu rechnen.

8.11. Endokrine Drüsen

Bei fast allen Patienten mit chronischer Niereninsuffizienz läßt sich eine Glucosetoleranzstörung feststellen, häufig liegen auch schon erhöhte Blutzuckerwerte vor. Die Hyperglucämie entsteht im Rahmen der Niereninsuffizienz durch eine gesteigerte Gluconeogenese bei verminderter peripherer Verwertung. Außerdem werden noch eine gestörte Insulin-aktivation und ein Insulinantagonismus diskutiert. Die vorliegenden Stoffwechselstörungen bedürfen in der Regel keiner Therapie. Eine Glukosurie ist häufiger durch das Unvermögen der tubulären Glucoserückresorption der insuffizienten Niere als durch eine Hyperglucämie bedingt.

Wenn ein behandlungsbedürftiger Diabetes mellitus mit Niereninsuffizienz vorkommt, so wirft dies erhebliche therapeutische Probleme auf. Insulinresistenz und Insulinüber-empfindlichkeit können vorkommen und sich auch gegenseitig abwechseln, so daß eine ausgesprochen labile Stoffwechsellage resultiert. Insgesamt besteht jedoch, im Gegensatz zum nieren-gesunden Diabetiker, eher eine Neigung zur Hypoglucämie, so daß eine Einstellung der Blutzuckerwerte zwischen 150 und 250 mg % angestrebt werden sollte. Nach Beginn der Dialyse-behandlung ist in praktisch allen Fällen eine Besserung der Situation zu beobachten, da durch die Behandlung der Urämie die Glucose- und Insulinstoffwechselstörungen gebessert werden und außerdem bei der Dialyse Zucker ins Dialysat verloren geht.

Wenn eine chronische Niereninsuffizienz bei Kindern auftritt, so resultiert daraus ein vermindertes Wachstum. Die Pubertät setzt verzögert oder gar nicht ein. Beide Erscheinungen lassen sich lediglich durch eine Nierentransplantation beheben.

Beim erwachsenen männlichen Patienten besteht oft eine Impotenz und eine Spermiogenesehemmung. Bei Frauen treten Zyclusstörungen und bei höhergradiger Niereninsuffizienz eine Amenorrhoe auf. Amenorrhoe und Impotenz verschwinden in der Regel unter ausreichender Dialysetherapie. Bei chronischer Niereninsuffizienz stärkerer Ausprägung sollte wegen der Gefahr von Schwangerschaftskomplikationen mit weiterer Beeinträchtigung der Nierenfunktion eine Kontrazeption entweder durch Ovulationshemmer oder durch eine Tubenligatur durchgeführt werden.

8.12. Verdauungstrakt

Im Rahmen der chronischen Azotämie klagen die Patienten oft über einen trockenen Mund, einen metallischen Geschmack und einen urämischen Foetor. Diese Symptome sind Zeichen der extrarenalen Elimination von Rest-N-Substanzen. Wenn das Serumkreatinin über 6,0 mg % ansteigt, ist auch mit dem Auftreten von gastrointestinalen Störungen, wie Übelkeit, Erbrechen und Diarrhöen zu rechnen. Diese Symptome werden unter dem nicht näher definierten Begriff der urämischen Gastroenteropathie zusammengefaßt. Oft besteht eine Subazidität des Magensaftes als Folge einer Neutralisation durch den in höherem Umfang gebildeten Ammoniak. Wenn die Keimbesiedlung der Schleimhäute durch eine antibiotische Behandlung zurückgedrängt und damit die Ammoniakproduktion vermindert wird, lassen sich die intestinalen Beschwerden und auch der urämische Foetor zuweilen bessern.

Diffuse Schleimhautblutungen oder auch umschriebene Ulcera kommen bei Patienten mit Niereninsuffizienz häufiger vor und können in Verbindung mit einer Hämostasestörung zu gefährlichen Blutungen Anlaß geben.

Stärkere Diarrhöen oder schwer beeinflußbares Erbrechen treten jedoch erst bei weit fortgeschrittener Niereninsuffizienz auf, zu einem Zeitpunkt also, zu dem schon aus anderen Gründen mit einer Dialysetherapie begonnen werden muß. Durch die Dialyse lassen sich die intestinalen Symptome rasch bessern, so daß bei den meisten Dialysepatienten eine Hypersekretion und Hyperchlorhydrie des Magensaftes besteht. Bei diesen Patienten werden nun erhöhter Gastrinspiegel (verminderte renale Elimination), Dialysestreß und die Blutveränderungen im Sinne eines sekundären Hyperparathyreoidismus für das häufig auftretende Ulcusleiden verantwortlich gemacht.

8.13. Häufige Behandlungsfehler

Tab. 5. Häufige Behandlungsfehler und deren Folgen bei konservativer Therapie der chronischen Niereninsuffizienz (nach *Sarre*).

Fehler	Folgen
Zuviel Eiweiß in der Diät	präurämische Symptome
Trinkkuren und Infusionen zur Harnstoffausschwemmung	Hirnödem, Krämpfe
streng natriumarme Kost	Überwässerung, Lungenödem, Dehydratation, Abfall des Glomerulusfiltrates
Behandlung der Verdünnungshyponatriämie mit Natrium	hypertone Krisen, Hypervolämie
zuviele Tabletten	Gastritis, Übelkeit
falsche Dosierung von Medikamenten, insbesondere:	
Digitalis	Übelkeit, Sehstörungen
Antibiotika	Gleichgewichts- u. Hörstörungen
Antiemetika	Krämpfe, Nierenschäden
Tranquilizer	extrapyramidale Symptome
kontraindizierte Medikamente insbesondere:	
Nitrofurantoin	periphere Neuropathie
Spironolaktone	Hyperkaliämie
Kortikoide	Harnstoffanstieg
Osmotherapie u. hochdosierte Furosemidtherapie ohne Bilanzierung des Natrium	Salzmangelurämie

Fehler	Folgen
freizügige Bluttransfusionen	Hyperkaliämie, Hepatitis Knochenmarksdepression
weit gestellte Indikation	
zu operativen Eingriffen	Verschlechterung d. Nierenfunktion
(Tonsillektomie, Zahnextraktion)	Nachblutung
ausgiebige intravenöse Therapie	spätere Shuntkomplikationen
späte Überweisung in ein	komplikationsreiche Dialyse
Dialysezentrum	

8.14. Körperliche Leistungsfähigkeit bei chronischer Azotämie

Der Zeitpunkt, zu dem Rehabilitationsmaßnahmen bei chronisch niereninsuffizienten Patienten eingeleitet werden müssen, ist nur schwer zu bestimmen. Dies ist durch den schleichenden Beginn und die latente Verminderung der Leistungsfähigkeit bedingt. Weiterhin spielt die Verkennung einzelner Symptome bei Arzt und Patient eine erhebliche Rolle. Bei fortgeschrittener Azotämie (Serumkreatinin 8,0—15,0 mg %) ist den Patienten in der Regel eine schwere körperliche Arbeit nicht mehr zuzumuten. In diesem Stadium hängt die Leistungsfähigkeit der Patienten ganz wesentlich vom Grad der Anämie ab. Bei Patienten, die noch nicht mit der Dialyse behandelt werden, besteht eine positive Korrelation zwischen dem Grad der Azotämie und der Ausprägung subjektiver Beschwerden. Dies ist bei den dialysierten Patienten nicht mehr der Fall. Dialysepatienten mit hohen Retentionswerten können bei subjektiven Wohlbefinden voll rehabilitiert sein im Gegensatz zu Patienten mit geringen Retentionswerten, die Urämiekomplikationen aufweisen können.

Absolute Meßgrößen zur Bestimmung der Leistungsfähigkeit azotämischer Patienten sind nicht verfügbar. Man kann jedoch davon ausgehen, daß bei einem Serumkreatininspiegel von mehr als 3,0 mg % mit Urämiekomplikationen gerechnet werden muß. Mit zunehmender Azotämie wird die Leistungsfähigkeit und das Allgemeinbefinden durch Anämie, Blutdruckschwankungen, Pruritus, Parästhesien oder intestinale

Symptome eingeschränkt. Schmerzen bei ausgeprägter renaler Osteopathie können den Patienten aktionsunfähig werden lassen. Auch die meßbare muskuläre Leistungsfähigkeit nimmt mit zunehmender Azotämie ab. Bei dialysierten Patienten wird im Vergleich zur Nierengesunden, auch bei zufriedenstellender beruflicher Rehabilitation, in der Regel eine Herabsetzung der muskulären Leistungsfähigkeit um 50 % festgestellt. Diese verminderte Arbeitsfähigkeit kann durch eine latente Herzinsuffizienz, die Anämie oder eine spezifisch urämische muskuläre oder neurogene Schädigung hervorgerufen worden sein.

Bei der Beurteilung von Dialysepatienten stellt der Hämoglobinwert ein Maß für die körperliche Leistungsfähigkeit dar. Der Serumkaliumspiegel ist ein Zeichen für die akute Gefährdung und der Blutdruck gibt Hinweise auf die Lebenserwartung. Die Retentionswerte sind nicht mehr als Maß der behandelten Urämie anzusehen, da sie wesentlich von dem Dialyseverfahren abhängig sind und in weiten Grenzen die Leistungsfähigkeit und das Allgemeinbefinden des Patienten nicht beeinflussen.

9. Akutes Nierenversagen

Als akutes Nierenversagen bezeichnen wir den plötzlichen Ausfall der exkretorischen Nierenfunktion bei meist reversibler Nierenparenchymschädigung. Ausdrücke wie: „akute Tubulusnekrose" oder „tubuläre Nekrose", „toxische Nephrose" und „lower nephron nephrosis" bezeichnen das gleiche Syndrom. Von dem akuten Nierenversagen muß die akute Verlegung der ableitenden Harnwege bei prinzipiell funktionstüchtigen Nieren, fälschlicherweise auch als „postrenales Nierenversagen" bezeichnet, abgegrenzt werden.

Die Ursachen des akuten Nierenversagens sind ausgesprochen vielgestaltig.

9.1. Ursachen des akuten Nierenversagens

9.1.1. Zirkulatorisch-ischämisches akutes Nierenversagen (sog. „Schockniere")

Volumenmangel

Rasche Blutverluste (Traumen, Operationen, intestinale Blutungen).

Wasser- und Elektrolytverluste (Massives Erbrechen, profuse Durchfälle, Toxikose der Säuglinge, Nebennierenrindeninsuffizienz).

Verbrennungen

Unterkühlung

Coma diabeticum

Flüssigkeitsverschiebungen in den „dritten Raum" (Ileus, Peritonitis, Pankreatitis).

Kreislaufinsuffizienz (Blutdruckabfall)

Hypovolämie, Natriumverlust, Endotoxinschock, septischer Schock, kardiogener Schock, allergischer Schock, neurogener Schock, akute Nebennierenrindeninsuffizienz, arterielle Embolie, Lungenembolie.

9.1.2. Toxisches akutes Nierenversagen

endogene Toxine

Hämolyse: Transfusion inkompatiblen Blutes, hämolytisch-urämisches Syndrom, paroxysmale Hämoglobinurie, Ameisensäure, Chinin, Chlorate, Nitrite, Nitrobenzole, Essigsäure, Seifenabort, Clostridien-Sepsis, Pilz-Schlangen-Spinnengifte, Malaria, Favismus.

Myolyse: Weichteilzertrümmerung (Crush-Syndrom), CO-Vergiftung, Starkstromverletzung, Erfrierungen, paroxysmale Myoglobinurie.

Verdacht auf endogene Toxine

Schwangerschaftstoxikose, Pankreatitis, Lebererkrankungen, Peritonitis, Ileus.

exogene Toxine

Industriegifte: Quecksilber, Wismut, Uran, Kadmium, Arsen, Tetrachlorkohlenstoff, Tetrachloräthylen, Methanol, Toluen, Chloroform, Trichlormethan, Trichloräthan, Äthylenglykol, Diäthylenglykol, Oxalsäure, Kresol, Anilin und andere methämoglobinbildende Substanzen, Naphthole, Phenole, Parathion (E 605).

Medikamente: Phenylbutazon, Azetazolamid, Sulfonamide, Aminopyrin, Aminophenazon, Hydantoin, BAL, Atebrin, Borsäure, PAS, Sulfonylharnstoff, Röntgenkontrastmittel, Antibiotika wie: Amphotericin B, Cephaloridin, Cephalotin, Colistin, Gentamycin, Kanamycin, Neomycin, Polymyxin B, Rifampicin, Tetracyklin.

9.1.3. Akutes Nierenversagen bei Nierenerkrankung

Nierenparenchymerkrankungen

Akute Glomerulonephritis (endocapilläre, rapid progressive Glomerulonephritis oder akuter Schub einer sonst chronisch verlaufenden Glomerulonephritis), akute Pyelonephritis, akute interstitielle Nepritis (z. B. Scharlach, Leptospirosen), akute Nierentransplantatabstoßung.

Erkrankungen vornehmlich der Nierengefäße

Bilaterale Nierenrindennekrosen, akute Nephrosklerose (primär maligne Nephrosklerose), Eklampsie, Verschluß beider Nierenarterien oder Venen, Panarteriitis, Sklerodermie, akuter Verlauf des Lupus erythematodes visceralis.

In etwa 80% der Fälle wird ein zirkulatorisch-ischämisches akutes Nierenversagen („Schockniere") festgestellt. Mit 15 bis 20% stellt das toxisch bedingte Nierenversagen noch einen bemerkenswerten Anteil dar. Das Nierenversagen dieser Gruppe wird vornehmlich durch Industriegifte, Antibiotika wie z. B. Cehpalotin und Gentamycin, seltener durch Phenylbutazon und aescinhaltige Medikamente bedingt. Ein akutes Nierenversagen bei renaler Grundkrankheit ist ausgesprochen selten und kommt bei etwa 2% der Fälle von akutem Nierenversagen vor. Die zuletzt genannte Gruppe ist zwar selten, jedoch wegen ihrer relativ schlechten Prognose von besonderer Bedeutung. Häufig sind mehrere ätiologische Faktoren bei der Entstehung des akuten Nierenversagens vertreten. Andererseits ist es häufig nicht möglich, irgendeine Entstehungsursache ausfindig zu machen.

9.2. Pathogenese

Der exakte pathogenetische Vorgang beim akuten Nierenversagen ist noch unklar. Die pathologisch-anatomischen Befunde sind keine ausreichende Erklärung für die persistierende Oligo-Anurie beim akuten Nierenversagen. Es ist auch sicher unrichtig, die Nieren als passives Zielorgan verschiedener Noxen zu betrachten; vielmehr sind die Nieren aktiv an der Entwicklung dieses Krankheitsbildes beteiligt. Aus diesem Grund kann die Ischämie nicht als alleinige Ursache angesehen werden, zumal Durchblutungsmessungen und die Angiographie beim akuten Nierenversagen noch eine ausreichende Nierendurchblutung nachweisen, die größer ist als bei vielen Fällen von chronischem Nierenversagen. Auffällig ist jedoch eine Umverteilung des Blutstroms im Sinne einer charakteristischen Verminderung der Durchblutung der äußeren Rindenregion bei ausreichender Versorgung der juxtamedullären

Anteile und des Marks. Eine derartige Änderung der intrarenalen Hämodynamik ist natürlich mit einer Verminderung der golerulären Filtrationsleistung verbunden. Experimentelle Untersuchungen haben gezeigt, daß die Minderperfusion der Rindenregion durch eine Konstriktion der Vasa afferentia verursacht wird. Zusätzlich wird vermutlich der Filtrationsdruck durch eine Dilatation der Vasa afferentia vermindert. Durch eine gesteigerte Natriumkonzentration im Bereich der Macula densa läßt sich nun eine verstärkte Konstriktion der Vasa afferentia erreichen. Die Menge des Glomerulumfiltrates ist somit an die Transportfähigkeit des Tubulusapparates für Natrium gebunden. Die Vorstellungen über die Entstehung des akuten Nierenversagens gehen nun dahin, daß es durch hypoxische oder toxische Tubulusschädigung zum Erliegen der tubulären Natriumresorption, damit zur gesteigerten Natriumkonzentration im Macula-densa-Bereich und dadurch über eine Konstriktion der Vasa affentia zur Einstellung der Glomerulusfiltration kommt („Thurau-Mechanismus").

Diese Theorie ist nicht unwidersprochen geblieben, zumal auch mit anderen Substanzen in natriumfreien Lösungen, die an die Macula densa herangebracht werden, eine Verminderung der Glomerulusfiltration erreicht werden kann. Der „Thurau-Mechanismus" bietet jedoch eine Erklärung für die Oligo-Anurie an. Weiterhin läßt sich das Fortdauern des akuten Nierenversagens nach Beseitigung der Ischämie oder der Noxe zwanglos auf die Reparationszeit der geschädigten Tubulusepithelien zurückführen. Das primär polyurische Nierenversagen wird durch die Schädigung nur einzelner Nephrone, durch ADH Refraktärität der geschädigten Tubuli bei osmotischer (Natrium-)Diurese, bedingt durch die gestörte Natriumresorption bei teilweise erhaltener Glomerulusfiltration, erklärt. Insgesamt besteht dabei eine glomerulo-tubuläre Imbalance. Es kann der Wasser- und Kochsalzbestand des Organismus jedoch nicht mehr erhalten werden, wenn die Höhe des Glomerulumfiltrates nicht mehr der Resorptionskapazität der Tubuli angepaßt ist. Die tubuläre Natrium-Reabsorptionsinsuffizienz hätte eine sehr rasche, massive Elektrolytverarmung zur Folge, wenn nicht die Filtration in den rindennahen Glomerula unterbrochen würde. Unter diesem Aspekt stellt das akute Nierenversagen eine zunächst lebensrettende Notfallsreaktion dar.

9.3. Klinischer Verlauf

Der klinische Verlauf des akuten Nierenversagens wird gewöhnlich in vier Phasen unterteilt:
die Schädigungsphase, die oligo-anurische Phase, die polyurische Phase und die Phase der Restitution.

Die Schädigungsphase dauert gewöhnlich nur einige Stunden oder höchstens wenige Tage. Das darauf folgende oligoanurische Stadium endet nach 10—14 Tagen mit dem Vollbild des Urämiesyndroms und wird von der 2—3 Wochen dauernden polyurischen Phase abgelöst. Die Rekonvaleszenzperiode, in der meist eine vollständige Restitution erreicht wird, nimmt 6—12 Monate in Anspruch.

9.3.1. Schädigungsphase

Die Dauer der Schädigungsphase ist von der Ursache des akuten Nierenversagens abhängig. Das ischämische Nierenversagen tritt schon wenige Stunden nach dem Ereignis auf, während z. B. nach Lösungsmittelintoxikationen mehrere Tage bis zur Ausbildung des Nierenversagens vergehen können. Das auffälligste Symptom nach der Schädigung ist ein Rückgang der Diurese verbunden mit einem Anstieg der harnpflichtigen Substanzen im Serum. Durch die Gabe von Diuretika oder durch eine Osmodiurese kann allerdings dieses Alarmsymptom der Diureseänderung verschleiert werden. In etwa 10 % der Fälle von akutem Nierenversagen fehlt auch ein Rückgang der Diurese, so daß trotz Norm- oder sogar Polyurie ein Anstieg der harnpflichtigen Substanzen im Serum festgestellt werden kann. Ein derart primär polyurisches Nierenversagen wird gehäuft nach Fehltransfusionen, Verbrennungen und Hämoglobinurie beobachtet.

Trotz einer meist positiven Flüssigkeitsbilanz kommt es selten zur Ödembildung. Es besteht meist eine Isosthenurie. Der Allgemeinzustand ist allein von der Grunderkrankung abhängig und wird in diesem Stadium nicht durch das beginnende Nierenversagen beeinträchtigt. Da also klinische Symptome fehlen, sind die Änderung der Diurese und der Anstieg der Eiweißmetaboliten im Serum die einzigen Symptome des drohenden Nierenversagens. Zu diesem Zeitpunkt kann das Nierenversagen noch verhindert werden. Darum ist es bei gefährdeten Patienten unerläßlich, regelmäßige Kontrollen der Diurese und der harnpflichtigen Substanzen im Serum vorzunehmen. Insbesondere nach größeren Operationen, Eingriffen an den Gallenwegen, Schocksymptomen, bei Pankreatitis, Sepsis, Hämolyse, EPH-Gestose und Intoxikationen mit gewebstoxischen Substanzen sollte evtl. stündlich die Urinausscheidung gemessen werden, damit eine Diureseänderung zum frühest möglichen Zeitpunkt erfaßt werden kann.

9.3.2. Oligo-Anurie

Sinkt die Urinmenge unter 500 ml/die, so liegt eine Oligurie und bei Mengen unter 100 ml/die eine Anurie vor. Als komplette Anurie wird das vollständige Sistieren der Urinausscheidung bezeichnet. Unabhängig von der Art der primären Schädigung läuft das Nierenversagen nach Einsetzen der Oligurie mit erstaunlicher Uniformität ab.

Das zunächst gute Allgemeinbefinden des Patienten wird rasch durch die einzelnen Urämiesymptome verschlechtert. Schon wenige Tage nach Beginn der Oligurie treten Übelkeit, Erbrechen, quälender Singultus, allgemein motorische Unruhe sowie ein foetor urämicus (Ammonikgeruch) auf. Die Nierenlager sind in der Regel druckempfindlich. Ödeme sind meist Folge der nun erst möglichen Überwässerung. Das Blutdruckverhalten ist uncharakteristisch. Durch Hyperventilation versucht der Patient die metabolische Azidose zu kompensieren. In den folgenden Tagen wird der Patient schläfrig, zeigt meist einen grobschlägigen Tremor sowie fibrilläre Muskelzuckungen. Schließlich tritt Bewußtlosigkeit ein. Bei überwässerten Patienten ist nun, wahrscheinlich auf dem Boden eines Hirnödems, mit dem Auftreten von generalisierten tonischklonischen Krämpfen zu rechnen. Früher wurde dieser Zustand als „eklamptische Urämie" im Gegensatz zur „stillen Urämie" bezeichnet. Harnstoff kann in größeren Mengen durch die Haut ausgeschieden werden und dort zu einem weißen Pulver auskristallisieren. Die klinischen Symptome der Urämie gehen, gerade beim akuten Nierenversagen, oft nicht mit der Änderung der Laborparameter parallel. Der Grad der Urämie beim akuten Nierenversagen kann durch klinische Parameter besser beurteilt werden als anhand der Laborwerte, da der klinische Eindruck mehr über die akute Gefährdung und die Prognose des Patienten aussagt.

Die *Urinuntersuchung* ist wenig ergiebig. Mikrohämaturie, Proteinurie und Glucosurie sind möglich. Leucocyturie und Bakteriurie sind jedoch meist durch einen Blasendauerkatheter verursacht.

Bei der *Blutuntersuchung* imponiert am stärksten die Azotämie, d. h. die Vermehrung der harnpflichtigen Substanzen im Serum. Sowohl Harnstoff als auch Kreatinin sind jedoch nur indirekte Parameter bei der Abschätzung des Urämiegrades, dabei kommt dem Kreatininwert größere Bedeutung zu als dem alimentär stark beeinflußbaren Harnstoff. Jede enterale Eiweißzufuhr, auch in Form einer intestinalen Blutung, kann eine Steigerung des Harnstoffwertes nach sich ziehen. Bei einem normalen Verlauf des akuten Nierenversagens muß mit einer Steigerung des Harnstoff-N-Wertes um etwa 20—30 mg/100 ml und des Kreatininwertes um 2—3 mg/100 ml täglich gerechnet werden. Wird eine stärkere Steigerung der Werte beobachtet, so liegt ein *hyperkataboles akutes Nierenversagen* vor, wie es oft bei massiven Infekten (Pneumonie, Peritonitis, Sepsis) oder nach ausgedehnten Weichteilzerstörungen (Verbrennungen, Starkstromunfälle, Muskelquetschungen etc.) vorkommt. Schon wegen der genannten Grunderkrankungen ist die Prognose des hyperkatabolen Verlaufes meist schlecht.

Durch die Grunderkrankung können Änderungen der *Serumelektrolyte* zu Beginn des akuten Nierenversagens bestehen, die durch den Zusammenbruch der Nierenfunktion nicht mehr korrigiert werden können. Diese Störungen können durch Erbrechen, Diarrhöen, Drainagen, Ileus etc. erheblich zunehmen. Weiterhin ist eine Kontrolle des *Wasserhaushaltes* im Körper nicht mehr vorhanden, so daß durch Dehydration oder Überwässerung der osmotische Druck gefährdet werden kann und damit eine intra- und extracelluläre Wasser- und Elektrolytstörung eintritt.

Kalium kann nicht mehr in ausreichender Menge eliminiert werden. In unkomplizierten Fällen steigt das Serumkalium um ca. 0,5 mval/l täglich an. Bei Hämolyse, Transfusion alter Blutkonserven, ausgedehnten Gewebetraumen (ausgiebige Verwendung des Koagulators bei Operationen) oder beim hyperkatabolen Nierenversagen kann der tägliche Anstieg 3,0 mval/l und mehr betragen. Durch die meist bestehende metabolische Azidose wird zusätzlich das extracelluläre Kalium auf Kosten des intracellulären Anteils vermehrt. Eine Normalisierung des intra/extracellulären Kaliumquotienten ist nur nach Ausgleich der Säure-Basen-Störung möglich. Mit Herzrhythmusstörungen ist bei einem Kaliumwert von etwa 7,0 mval/l zu rechnen. Letale Werte liegen bei ca. 9,0 mval/l.

Eine Hypokalzämie ist beim akuten Nierenversagen selten und erreicht in der Regel nie therapiebedürftige Werte. Das gleiche trifft für eine möglicherweise bestehende Hypermagnesiämie, Hyperphosphatämie und Hyperchlorämie zu. Die fehlende Kontrolle der renalen *Flüssigkeitsbilanz* führt bei bewußtlosen Patienten häufig zur Dehydratation, beim wachen Patienten durch Trinken oder durch eine unkontrollierte Infusionstherapie zur Überwässerung. Durch die hohe Harnstoffkonzentration im Serum steigt der osmotische Druck um 10 mosmol/l je 30 mg/100 ml Harnstoff-N und damit das Durstgefühl. Auch der Versuch, „die Anurie mit einem Wasserstoß zu durchbrechen" führt in der Regel nicht zu dem gewünschten Erfolg, sondern oft zu einer lebensbedrohlichen Wasserintoxikation. Die Folgen einer Überwässerung sind vielgestaltig. Zunächst einmal kommt es durch Vermehrung des extracellulären Flüssigkeitsvolumen zu Bluthochdruck und Herzbelastung. Zunehmende Ödeme sind eine weitere Folge. Diskrete Lidödeme können rasch in ein Anasarka übergehen. Ascites und Pleuraergüsse stellen sich ein. Die Atmung wird weiterhin durch eine zunehmende Lungenstauung beeinträchtigt. Als Ausdruck eines Hirnödems wird die Bewußtseinslage verschlechtert. Hochdruckkrisen und Hirnödem können für zerebrale Krämpfe verantwortlich gemacht werden. Durch Hirnödem, Herzbelastung und Ateminsuffizienz werden die Patienten vital gefährdet.

Bei Patienten mit fortgeschrittener Azotämie muß auch mit dem Auftreten einer sog. „fluid lung" (fluid retention lung) gerechnet werden. Es handelt sich dabei um ein zentrales, interstitielles Lungenödem bei überheller Lungenperipherie. Die Patienten klagen über Luftnot, quälenden Hustenreiz und ein Engegefühl in der Brust. Objektiv findet sich eine allgemeine Unruhe der Patienten sowie eine Tachypnoe mit Zyanose und Partialinsuffizienz, die sich relativ plötzlich zu einer Globalinsuffizienz ausweiten kann. Durch die Auskultation oder andere klinische Untersuchungsmethoden kann die fluid lung nicht erfaßt werden, so daß es sich dabei um eine rein radiologische Diagnose handelt. Die fluid lung ist durch die Urämie verursacht und relativ unabhängig vom Wasserhaushalt im Gegensatz zur diffusen Lungenstauung oder Lungenödem bei allgemeiner Überwässerung. Therapeutische Maßnahmen können nur in der Behandlung der Urämie selbst bestehen.

Durch eine allgemeine Überwässerung läßt sich die fluid lung verschlimmern oder umgekehrt durch Wasserentzug bessern, jedoch nicht beseitigen. Mit zunehmender Überwässerung geht auch das interstitielle Lungenödem der fluid lung in die alveoläre Form über und kann dann auch mit Hilfe der Auskultation festgestellt werden.

Durch den vollständigen Zusammenbruch der renalen Wasserstoffionensekretion und Bikarbonatresorption wird der Patient von der *Azidose* bedroht. Diese Retentionsazidose kann beim hyperkatabolen Nierenversagen oder bei unzureichender Kalorienzufuhr mit gesteigertem Anfall saurer Stoffwechselprodukte durch eine Additionsazidose noch verstärkt werden. Nach Ausschöpfung des Bikabonatpuffers und der Kompensation durch Hyperventilation kann eine erhebliche, nur teilweise respiratorisch kompensierte metabolische Azidose mit Rückwirkung auf Herz und Gefäßmuskulatur entstehen. Der Grad der Azidose korreliert nicht mit der Urämie, sondern eher mit metabolischen Begleitumständen, wie Säureproduktion bei Hyperkatabolismus oder Säureentzug durch Magensaftverlust etc.

Das rote *Blutbild* ist zunächst noch regelrecht. Mit zunehmender Azotämie stellt sich jedoch rasch eine ausgeprägte normochrome Anämie ein; meist noch verstärkt durch diagnostische Blutentnahmen. In Abhängigkeit von der Grunderkrankung, die das akute Nierenversagen verursacht hat, können noch Blutungen oder Hämolyse hinzutreten. Bei unkomplizierten akuten Nierenversagen fällt der Hämoglobinwert bis etwa 6,0 g/100 ml ab und bleibt in dieser Höhe trotz zunehmender Urämie, sofern nicht zusätzliche Faktoren den Anämiegrad beeinflussen.

Auch ohne Infektgeschehen liegt die Leucocytenzahl zwischen 10 000 und 20 000/mm³ bei mäßiger Linksverschiebung als Ausdruck einer gesteigerten Granulopoese.

Abgesehen von der bei Azotämie praktisch immer nachweisbaren Thrombasthenie ist beim akuten Nierenversagen nicht mit Störungen des *Gerinnungssystems* zu rechnen. In Anhängigkeit von der Grunderkrankung treten jedoch häufig Störungen des Hämostasesystems auf, wie z. B. nach Schocksymptomen, Sepsis, Pankreatitis, geburtshilflichen Komplikationen oder Erkrankungen mit Verbrauchskoagulopathie.

9.3.3. Polyurie

Dem Stadium der Oligi-Anurie folgt die Polyurie mit rasch steigenden Urinmengen bis 5 l/die. Größere Urinmengen sind meist durch zu große Flüssigkeitszufuhr bedingt. Das spezifische Gewicht liegt unter 1 010 und die Konzentration harnpflichtiger Substanzen im Urin ist äußerst gering. Aus diesem Grund nehmen die Azotämie- und die Urämiesymptome zu Beginn der Polyurie noch zu, so daß unter Umständen trotz guter Diurese noch weitere Dialysebehandlungen notwendig sind. Einige Tage nach Einsetzen der Polyurie wird jedoch eine ausreichende Menge von Eiweißmetaboliten ausgeschieden, so daß die Konzentration harnpflichtiger Substanzen im Serum abnimmt. Normale Serumwerte sind etwa 14 Tage nach Beginn der Polyurue zu erwarten.

Durch die Polyurie gehen dem Körper erhebliche Mengen von Ionen, insbesondere von Natrium und Kalium verloren, da insbesondere zu Beginn der Polyurie noch eine erhebliche tubuläre Funktionsschwäche besteht.

Mit dem Abfall der harnpflichtigen Substanzen im Serum kommt es nach unkompliziertem akuten Nierenversagen zu einer raschen Besserung im Allgemeinbefinden des Patienten. Nach einigen Tagen sind klinisch meist keine Urämiesymptome mehr nachweisbar. Der Patient bleibt jedoch bis zum Ende der Polyurie behandlungsbedürftig. Die Polyurie dauert im Mittel 2—3 Wochen.

9.3.4. Rekonvaleszenz

Nach Beendigung der polyurischen Phase besteht noch eine erhebliche Beeinträchtigung der Nierenfunktion. Die Normalisierung der Nierenfunktion nach akutem Nierenversagen kann bis zu zwei Jahre in Anspruch nehmen; die überwiegende Anzahl der Patienten hat jedoch bereits nach 12 Monaten wieder eine normale Nierenleistung. Die Schwere des akuten Nierenversagens oder die Dauer der Oligo-Anurie lassen keine Rückschlüsse auf die Reparationsfähigkeit der Niere im Einzelfall zu.

Mit auffälliger Häufung wird nach einem akuten Nierenversagen eine chronische Pyelonephritis diagnostiziert, die in der Folgezeit die Nierenfunktion verschlechtert bzw. einer Normalisierung entgegensteht. Als Ursache dieser Harnwegsinfekte ist am ehesten der Blasenkatheterismus bei Oligurie während des akuten Nierenversagens anzunehmen.

Die Anämie, die während des Nierenversagens entstanden ist, kann noch einige Monate während der Rekonvaleszenz bestehen, bedarf aber in der Regel keiner Therapie.

9.4. Prophylaxe des akuten Nierenversagens

Die Prophylaxe sollte damit beginnen, daß Umstände vermieden oder behoben werden, die den Eintritt eines akuten Nierenversagens erleichtern oder bewirken. Solche Umstände sind z. B. Dehydratation, Elektrolytverschiebungen, Albuminverlust, Hypoxie, Hypotonie und die Anwendung verschiedener nephrotoxisch wirkender Medikamente. Die Prophylaxe des Kreislaufschocks ist gleichzeitig eine Prophylaxe des akuten Nierenversagens. Die medikamentöse Prophylaxe des „drohenden" Nierenversagens ist umstritten. Zunächst einmal fehlt eine exakte Definition des „frühen" oder „drohenden" Nierenversagens. Weiterhin ist die Einstellung der Glomerulusfiltration beim akuten Nierenversagen ja ein Schutzmechanismus, um den lebenswichtigen Wasser- und Salzbestand des Körpers zu erhalten, so daß es schon aus diesem Grunde problematisch erscheint, in diesen Notfallsmechanismus therapeutisch einzugreifen.

Zur medikamentösen Therapie werden heute aufgrund des Symptoms der Oligurie häufig Saluretika herangezogen. Diese Medikamente wirken aber als Tubulustoxin und verstärken zusätzlich die tubuläre Natrium-Rückresorptionsinsuffizienz beim akuten Nierenversagen. Eine durch Saluretika vermehrte Urinproduktion läßt keine Rückschlüsse auf die Nierenleistung zu, sondern zeigt nur, daß sich die Reabsorption von restlichem Primärharn im Tubulus iatrogen vermindern läßt. Dieser Effekt ist jedoch höchstens bei überwässerten Patienten erwünscht.

Ein weiteres therapeutisches Prinzip ist die Anwendung von Osmodiuretika wie hypertone Mannit- oder Sorbitlösungen zur Verhütung des akuten Nierenversagens. Durch die Osmodiuretika wird elektrolytfreies Wasser in das Tubulussystem abgegeben und damit die Natriumkonzentration auch im Bereich der Macula densa vermindert. Dadurch soll die Konstriktion der Vasa afferentia vermindert werden.

Die Erfolge bei der Prophylaxe des akuten Nierenversagens durch die Anwendung von Osmodiuretika bei risikoreichen Operationen beruhen jedoch möglicherweise auf der dadurch bedingten Schockprophylaxe und nicht auf einer spezifischen osmotischen Wirkung.

9.5. Prognose des akuten Nierenversagens

Die Letalität aller Fälle von akutem Nierenversagen wird in der Literatur unterschiedlich hoch, im Mittel jedoch mit etwa 50% angegeben. Die unterschiedlichen Angaben kommen sicher durch die besondere Auswahl des Patientengutes zustande. Die günstigste Prognose haben Patienten mit akutem Nierenversagen nach geburtshilflichen Komplikationen mit einer Letalität von etwa 10%. Beim postoperativen Nierenversagen liegt die Letalität dagegen bei etwa 60% und das posttraumatische Nierenversagen ist mit einer Letalität von fast 80% belastet. Nierenversagen, die im Zusammenhang mit einer Sepsis, Peritonitis oder Pankreatitis auftreten, haben eine besonders ungünstige Prognose. In jedem Fall wird der Verlauf zusätzlich durch die Grunderkrankung bestimmt. Aus diesem Grunde hat z. B. das akute Nierenversagen bei rapid progressiver Glomerulonephritis eine ausgesprochen hohe Mortalitätsrate.

Nach einem unkomplizierten akuten Nierenversagen ist mit einer weitgehenden Wiederherstellung der Nierenfunktion zu rechnen. Mit zunehmendem Alter wird jedoch die Nierenausgangsleistung nicht mehr erreicht. Wegen der günstigen Prognose der renalen Schädigung nach überstandenem akuten Nierenversagen ist bei dieser Symptomatik jeder Einsatz gerechtfertigt, sofern keine Grunderkrankung mit infauster Prognose vorliegt.

9.6. Konservative Therapie des akuten Nierenversagens

9.6.1. Flüssigkeitsbilanz

Eine therapieresistente Hyperkaliämie oder eine allgemeine Überwässerung sind die häufigsten Ursachen, die zur Beendigung der konservativen Therapieversuche zwingen. Aus diesem Grunde ist der Flüssigkeitsbilanz besondere Aufmerksamkeit zu widmen. Im Stadium der Oligo-Anurie müssen 500 ml täglich grundsätzlich zu der ausgeschiedenen

Urinmenge ersetzt werden, um eine ausgeglichene Bilanz zu gewährleisten. Extrarenale Verluste sind jedoch gesondert zu berücksichtigen. Durch die Notwendigkeit der Medikamentenzufuhr und der parenteralen Ernährung wird die zur Substitution notwendige Flüssigkeitsmenge jedoch oft weit überschritten. In derartigen Fällen kann bei überwässerten Patienten unter Kochsalzsubstitution versucht werden, mit Furosemid (Lasix®) eine Diurese zu erzwingen, um die Bilanz zu korrigieren. Dazu werden zunächst 1 000 mg Furosemid in 10—15 min infundiert. Führt dies nicht zu einer Diurese von wenigstens 40 ml/h, so sind weitere Versuche ebenso erfolglos und gefährden nur unnötig den Patienten. Wird jedoch eine entsprechende Diurese erzielt, so kann auch weiterhin Furosemid bei Auftreten von Ödemen eingesetzt werden. Durch dieses Verfahren ist jedoch eine vermehrte Ausscheidung harnpflichtiger Substanzen oder eine Besserung der Nierenfunktion nicht zu erwarten. Wegen des Risikos der Natriumverarmung und der Schädigung des Nervus stato-akusticus ist die Furosemidtherapie nur bei gefährdeten, hydroptischen Patienten indiziert und auch nur dann, wenn sich auf die oben beschriebene Weise eine entsprechende Diurese erreichen ließ.

Bei ausgeprägten Ödemen auf dem Boden eines nephrotischen Syndroms, insbesondere wenn der Albuminanteil unter 2,0 g % absinkt, ist eine Humanalbuminsubstitution und Gaben von Aldosteronantagonisten (Kaliumkontrollen!) erforderlich.

Da der Einfluß von Luftfeuchtigkeit, Körpertemperatur, Raumtemperatur etc. nur schwer bei der Flüssigkeitsbilanz berücksichtigt werden können, sind tägliche Gewichtskontrollen bei Patienten mit akutem Nierenversagen unerläßlich. Da der endogene Abbau von körpereigenem Gewebe durch keine Maßnahme verhindert werden kann, gilt ein täglicher Gewichtsverlust von 200—300 g als Zeichen einer ausgeglichenen Bilanz.

Im Stadium der Polyurie können rasch auftretende Wasser- und Elektrolytverluste erneut ein akutes Nierenversagen hervorrufen. Aus diesem Grunde ist bei den schnell wechselnden Ausscheidungsmengen in kurzen Abständen eine Bilanz aufzustellen. Ist eine orale Flüssigkeitsaufnahme möglich, so wird in der Regel eine ausreichende Zufuhr über das Durstgefühl gewährleistet. Da jedoch das Grundleiden meist das akute Nierenversagen überdauert, befinden sich viele Patienten noch in schlechtem Allgemeinzustand, so daß die Möglichkeit entfällt und eine intravenöse Flüssigkeitssubstitution mit Elektrolytlösungen erfolgen muß.

9.6.2. Elektrolyte

Insbesondere während der oligurischen Phase des akuten Nierenversagens wird der Patient durch eine gefährliche Hyperkaliämie bedroht. Da nur eine lose Beziehung zwischen Kaliumspiegel und Ekg-Veränderungen besteht, sind regelmäßige Kaliumkontrollen die einzige Möglichkeit, eine Kaliumintoxikation rechtzeitig zu erfassen. Spätestens bei einem Serumkaliumspiegel von 7,0 mval/l muß therapeutisch eingegriffen werden. Die intravenöse Injektion von 10—30 ml einer 20 %igen NaCl-Lösung oder 30—50 ml einer 8,4 %igen Natriumkarbonatlösung sind Sofortmaßnahmen bei lebensbedrohlicher Kaliumintoxikation. Eine 10 %ige Kalziumlösung hat den gleichen Effekt, sie ist jedoch durch die Gefahr von Nebenwirkungen, besonders bei digitalisierten Patienten, nicht indiziert.

Eine längerfristige Senkung des Kaliumspiegels ist durch die Infusion von 500 ml einer 40 %igen Glucoselösung mit 1 E Alt-Insulin je 4 g Glucose zu erreichen. Der Effekt dieser Maßnahme tritt jedoch erst nach ca. 30 min ein und klingt nach 5—6 Stunden wieder ab.

Eine echte Kaliumelimination aus dem Körper ist mit Ionenaustauscherharzen, wie z. B. Resonium A®, zu erreichen. Wegen der Gefahr der Klumpung im Intestinaltrakt empfiehlt sich die Anwendung dieser Substanz als Klysma mit je 30 g. 1 g Austauscherharz bindet 1 mval Kalium. Mit einem meßbaren Effekt ist jedoch erst nach 4—5 Stunden zu rechnen. Bei oraler Gabe von 15 g Resonium A® sollten gleichzeitig

Laxantien mit verabreicht werden. Versagen die konservativen Methoden zur Behandlung der Hyperkaliämie, so muß der Kaliumspiegel durch die Dialysebehandlung gesenkt werden. Durch die prophylaktische Gabe von Ionenaustauscherharzen kann jedoch meist die bedrohliche Hyperkaliämie verhindert werden, die zur Dialysebehandlung zwingt. In Fällen von hyperkatabolem Nierenversagen, ausgedehnten Gewebszertrümmerungen oder Hämolyse ist dies dagegen selten der Fall, so daß man hier die konservative Therapie eher zugunsten der Dialysebehandlung aufgeben wird.

Beim polyurischen Nierenversagen oder bei erheblichen extrarenalen Kaliumverlusten (Diarrhöe, Ileus etc.) kann es allerdings auch bei stark eingeschränkter Nierenfunktion zur Hypokaliämie kommen. Wegen der Gefahr einer Hyperkaliämie sollte die notwendige Substitution nur in kleinen Dosen und nur unter häufigen Kontrollen des Serumkaliumspiegels erfolgen.

Störungen des Natriumhaushaltes sind bei der Oligo-Anurie relativ selten. Hypernatriämien werden, falls möglich, durch die Zufuhr osmotisch freien Wassers oder mit Saluretika behandelt. Die häufigere Hyponatriämie sollte durch Infusion hypertoner Kochsalzlösungen behoben werden.

Während der polyurischen Phase ist bei einer Diurese von mehr als 1 000 ml/die mit dem Verlust größerer Mengen von Kalium und Natrium zu rechnen. In der Regel ist dann eine entsprechende Substitution erforderlich.

9.6.3. Azidose

Beim akuten Nierenversagen ist immer mit dem Auftreten einer metabolischen Azidose und Verminderung der Bikarbonatkonzentration zu rechnen. Eine alkalisierende Therapie ist jedoch erst dann erforderlich, wenn klinisch deutliche Azidosesymptome manifest werden oder das Serumbikarbonat unter 10 mval/l absinkt. Der Ausgleich sollte durch langsame Infusion von Natriumbikarbonat, und zwar nicht mehr als 50 ml/Std. einer einmolaren Lösung erfolgen.

Natriumlaktat ist beim akuten Nierenversagen wegen des gestörten Laktatstoffwechsels weniger gut geeignet. Vor der Anwendung von Trispuffer (THAM) wird wegen der Gefahr einer Hyperkaliämie gewarnt.

9.6.4. Ernährung

Um den hohen Kalorienbedarf der Patienten mit akutem Nierenversagen zu decken und um den endogenen Eiweißkatabolismus möglichst gering zu halten, ist eine Zufuhr von wenigstens 2 000 Kalorien in Form einer kaliumarmen, fett- und kohlehydratreichen, flüssigkeitsarmen Nahrung angezeigt. Wegen der ständig drohenden Gefahr der Überwässerung müssen die Forderungen der Ernährung immer hinter den Gegebenheiten der Flüssigkeitsbilanz zurückstehen. Wenn die urämischen Patienten die fett- und kohlehydratreiche Nahrung verweigern, ist die parenterale Zufuhr von hochprozentigen Zuckerlösungen die Methode der Wahl. Ist die Kalorienzufuhr unzureichend, so wird dadurch der endogene Katabolismus und damit der Anfall von Eiweißmetaboliten gesteigert. Eine eiweißfreie Ernährung ist nicht indiziert. Um den basalen Eiweißumsatz auszugleichen, ist die Menge von 0,5 g Eiweiß/kg Körpergewicht täglich erforderlich. Bei der parenteralen Ernährung hat sich die Infusion spezieller Aminosäurelösungen bewährt. Die Wirkung anaboler Steroide beim akuten Nierenversagen ist sehr begrenzt und deshalb ihre generelle Anwendung kaum zu empfehlen.

9.6.5. Hypertone Krisen

Hypertone Krisen sind nicht typisch für das akute Nierenversagen, werden jedoch dabei häufig beobachtet. Auch bei nicht sklerotischem Gefäßsystem stellt die excessive Hypertonie durch die hypertensive Encephalopathie und die akute Herzbelastung mit Lungenödem eine lebensbedrohliche Situation dar. Bei der Therapie hat sich der stufenweise Einsatz verschiedener Antihypertensiva bewährt. Unter laufender Blutdruckkontrolle wird die Blutdrucksenkung dadurch erreicht, daß erst nach Steigerung der Dosis einer Substanz bis zur angegebenen Menge das Medikament der nächst höheren Stufe eingesetzt wird. Es handelt sich bei den Medikamenten um folgende Substanzen:

1. Stufe: 0,5—0,3 mg Clonidin (Catapresan®) i. v.
2. Stufe: 6—12 mg Dihydralazin (Nepresol®) i. v.
3. Stufe: 150—300 mg Diazocid (Hypertonalum®) i. v.
4. Stufe: kontrollierte Infusion von Nitroprussid-Natrium (Nipruss®) 0,01—0,2 mg/min.

Bei der Anwendung von Diazoxid ist zu beachten, daß die Injektion streng intravenös und ausreichend rasch (4—5 sec) erfolgt. Im Gegensatz zu Diazoxid sind beim Nitroprussid-Natrium keine Therapieversager bekannt. Nitroprussid-Natrium läßt sich hervorragend steuern, da eine Wirkung nur während der Infusion besteht und streng dosisabhängig ist. Die Anwendung sollte unbedingt über einen zentral liegenden Venenkatheter erfolgen, um eine versehentliche Bolusinjektion zu vermeiden. Während einerseits vor einer Cyanidvergiftung bei Anwendung von Nitroprussid-Natrium gewarnt wird (Übelkeit, Atemnot), so sind andererseits auch Fälle von wochenlanger ununterbrochener Therapie ohne Auftreten wesentlicher Nebenwirkungen bekannt.

9.7. Perikarditis

Die urämische Perikarditis tritt erst bei höhergradiger Niereninsuffizienz auf. Die Häufigkeit des Auftretens zeigt dann aber keine Korrelation zum Grad der Azotämie. Die Patienten klagen relativ früh über ein diffuses Druckgefühl im Thoraxbereich, das sich bei fehlendem Erguß zu unerträglichen, pulssynchronen Schmerzen steigern kann. Zu diesem Zeitpunkt ist ein perikarditisches, systolisch-diastolisches Reiben auskultierbar. Mit Auftreten eines Perikardergusses lassen die Schmerzen erheblich nach und das Reibegeräusch verschwindet. In diesem Stadium ist es äußerst schwierig, die Perikarditis zu diagnostizieren. Im Ekg findet sich ein erheblicher Außenschichtschaden; die oft feststellbare Niedervoltage ist jedoch nicht obligat. Geringe Ergußmengen lassen sich durch die Herzbinnenraumszintigraphie oder auch mit der Ultraschalltechnik nachweisen. Mit zunehmendem

Erguß wird durch die Änderung hämodynamischer Parameter die Diagnostik einfacher. Die Herzform ändert sich und bekommt eine boxbeutelartige Gestalt mit verstrichener Herztaille. Das Kymogramm zeigt die eingeschränkten Pulsationen. Bei einer Thoraxaufnahme in Kopftieflage fließt der Erguß zur Herzbasis hin ab. In diesem Stadium sind Ultraschalluntersuchung und Probepunktion die sichersten diagnostischen Kriterien. Die Differentialdiagnose zur akuten myogenen Herzdilatation kann zuweilen Schwierigkeiten bereiten. Bei der Herzdilatation tritt jedoch regelmäßig eine Lungenstauung auf, die bei dem hämodynamisch wirksamen Perikarderguß meist fehlt. Meist gibt auch die Kontrolle des sog. paradoxen Pulses Auskunft über die Genese der akuten Herzvergrößerung. Dazu wird der Blutdruck in In- und Exspiration gemessen. Bei Vorliegen eines Perikardergusses liegt der in Inspiration bestimmte Wert meist mehr als 10 mm Hg unter dem den Exspiration gemessenen. Weiterhin fällt eine obere Einflußstauung mit Anstieg des zentralen Venendruckes auf, die bei Inspiration sichtbar zunimmt.

Eine weitere Zunahme des Ergusses führt zur allgemeinen Schocksymptomatik. In diesem Stadium ist meist eine entlastende Perikardpunktion lebensrettend; evtl. kann gleich nach der Punktion ein Dauerkatheter eingelegt werden, der einen kontinuierlichen Abfluß gewährleistet. Bei häufig rezidivierenden Perikardergüssen und bei stärker gekammertem Erguß muß eine Perikardektomie durchgeführt werden. Die einzige therapeutische Maßnahme zur Behandlung der ursächlichen Perikarditis, die Erfolg verspricht, ist eine ausreichende Dialysebehandlung. Eine kausale medikamentöse Therapie ist nicht bekannt. Schon bei dem Verdacht auf eine Perikarditis sollte der Patient in ein Dialysezentrum überwiesen werden.

9.8. Differentialdiagnose des akuten Nierenversagens

Das akute Nierenversagen muß zunächst von einem Harnabflußhindernis abgegrenzt werden. Eine komplette Anurie spricht eher dafür und eine Oligurie dagegen. Bei einem postrenalen Verschluß können die Patienten oder das Pflegepersonal in der Regel relativ genau den Zeitpunkt des Beginns der Anurie angeben. Wenn der Anurie Rückenschmerzen oder eine Makrohämaturie vorausgegangen sind, so muß in erster Linie an eine urologische Erkrankung gedacht werden. Läßt sich diese Frage nicht zweifelsfrei beantworten, so kann durch eine Cystoskopie und *einseitige* retrograde Urographie ein Harnabflußhindernis als Ursache der Anurie mit Sicherheit ausgeschlossen oder bestätigt werden.

Weiterhin ist das akute Nierenversagen von der chronischen Azotämie zu trennen. Ein kontinuierlicher, rascher Anstieg der harnpflichtigen Substanzen im Serum spricht für ein akutes Nierenversagen, kann jedoch auch bei der chronischen Niereninsuffizienz vorkommen. Liegt zu Beginn der klinischen Symptomatik der Hb-Wert im Normbereich, so liegt mit großer Wahrscheinlichkeit ein akutes Nierenversagen vor. Zeichen einer länger bestehenden Hypertonie, wie vorzeitige Arteriosklerose oder Hypertoniezeichen am Augenhintergrund, sprechen eher für ein chronisches Nierenversagen. Chronisch urämische Patienten sind bei extrem hohen Kreatininwerten noch ansprechbar im Gegensatz zu Patienten mit akutem Nierenversagen. Durch die Röntgentomographie lassen sich die Nieren auch beim Nierenversagen meist abgrenzen. Beim akuten Nierenversagen findet man regelmäßig leicht vergrößerte Nieren von sonst regelrechter Form.

Bei bestehendem akuten Nierenversagen ist von einem i. v.-Urogramm, auch mit doppelter Kontrastmittelmenge, keine weitere Information zu erwarten. Bei einem Plasmakreatininwert von über 6,0 mg % versagt auch die Infusionsurographie. Bei oligo-anurischen, hydroptischen Patienten ist bei der zuletzt genannten Methode auch noch die Flüssigkeitsbelastung zu berücksichtigen. Die Sonographie bietet beim akuten Nierenversagen keine weiteren diagnostischen Informationen im Vergleich zur Nierentomographie.

Auffälligstes Symptom des akuten Nierenversagens ist ein Rückgang der Diurese im Stadium der Oligo-Anurie. Im

Gegensatz dazu kommt es beim chronischen Nierenversagen zu einem Anstieg der harnpflichtigen Substanzen unter ausreichend erscheinender Diurese. Dieses Unterscheidungsmerkmal ist jedoch dann nicht verwertbar, wenn ein primär polyurisches Nierenversagen vorliegt oder eine Diurese mit Furosemid bzw. Mannit erzwungen worden ist. Beim chronischen wie beim akuten Nierenversagen liegt eine Isosthenurie vor, falls das spezifische Gewicht des Urins nicht durch die Ausscheidung von Eiweiß oder Mannit verändert worden ist.

Für das akute Nierenversagen ist der sog. Harnstoffindex charakteristisch. Unabhängig von der Diurese liegt der Quotient aus Urinharnstoffkonzentration und Plasmaharnstoffkonzentration unter 10. In ähnlicher Weise sinkt der osmotische Urin-Plasma-Quotient unter 1,5 ab.

Hypokalzämie und Hyperphosphatämie sind Symptome eines sekundären Hyperparathyeroidismus und sprechen ebenso für ein chronisches Nierenversagen wie eine stärker ausgeprägte, metabolische Azidose, sofern diese nicht durch die Grunderkrankung erklärt werden kann.

Aufgrund der genannten Untersuchungen läßt sich meist auf einfache, für den Patienten wenig belastende Art, zwischen einem akuten und chronischen Nierenversagen unterscheiden. Bei Patienten, die mit „Nierenstartern", Bluttransfusionen etc. vorbehandelt worden sind sowie bei den seltenen Fällen von primär polyurischem Nierenversagen und bei Patienten mit einem akuten Schub einer chronischen Nierenerkrankung mit Niereninsuffizienz ist die Differentialdiagnose zwischen chronischem und akutem Nierenversagen äußerst schwierig. Weiterhin kann bei akuter Glomerulonephritis mit akutem Nierenversagen eine Artdiagnose erhebliche therapeutische Konsequenzen haben, so daß eine weitergehende Diagnostik bei akuter renaler Insuffizienz angezeigt sein kann. Eine invasive, aber aussagekräftige Untersuchungsmethode ist die Renovasographie. Durch die Nierenarteriographie können eine Reihe von Ursachen des akuten Nierenversagens ausgeschlossen oder bestätigt werden. Arterielle, evtl. zweizeitige

Embolien, Gefäßverletzungen nach Traumen oder auch nach Nierenbiopsie, Nierenvenenthrombosen und Obstruktionen der ableitenden Harnwege lassen sich mit dieser Untersuchungsmethode darstellen. Weiterhin gibt das intrarenale Gefäßbild oft Aufschluß über die Genese des Nierenversagens. Das unkomplizierte Nierenversagen ist durch die Darstellung relativ großer Nieren mit einer peripheren Minderperfusion charakterisiert. Liegt eine chronische Niereninsuffizienz vor, so sind die Nieren normal groß oder verkleinert. Die Nierenarterien sind meist enger als normal und es fällt eine deutliche Rarifizierung der intrarenalen Gefäße auf. Bei einem akuten Nierenversagen aufgrund einer akuten Nierenerkrankung besteht meist ein excessiv gesteigerter peripherer Gefäßwiderstand in den Nieren, so daß Kontrastblut in den Nierenarterien noch nachweisbar ist, wenn die übrigen Organe bereits die Parenchymphase zeigen.

Die heute zur Anwendung kommenden trijodierten Röntgenkontrastmittel werden zwar über die Nieren ausgeschieden und wirken in hohen Konzentrationen gewebstoxisch, doch hat dies auch bei akutem Nierenversagen keine wesentliche klinische Bedeutung. Erst nach mehrfachen Angiographien sollte sichergestellt werden, daß anschließend eine Dialysebehandlung erfolgen kann.

Falls aus der Artdiagnose einer Nierenerkrankung therapeutische Konsequenzen abzuleiten sind oder wenn zwischen einem akuten und chronischen Nierenversagen nicht anders entschieden werden kann und diese Entscheidung möglicherweise für die Therapie Bedeutung hat, so ist die Nierenbiopsie zur Diagnosesicherung indiziert.

Bei hohen Serumkreatininkonzentrationen und fehlender renaler Exkretionsleistung ist die Durchführung der perkutanen Nierenbiopsie schwieriger und demzufolge kommt es dabei häufiger zu Fehlpunktionen. Wenn die Nierenbiopsie von einem geübten Untersucher vorgenommen wird, so ist das Risiko (Nachblutung) für den Patienten nicht größer als bei einer routinemäßigen diagnostischen Punktion. Erst wenn durch Somnolenz oder Bewußtlosigkeit unkontrollierte Abwehrbewegungen auftreten können, ist das Risiko statistisch gering gesteigert.

Eine offene Biopsie stellt gegenüber der perkutanen Biopsie bei etwas gleichgroßem Risiko (große Wundfläche, Infektion, Nachblutung, evtl. Narkose) eine stärkere Belastung der meist schwerkranken Patienten dar. Weiterhin wird der Anfall von Urämiegiften durch die Gewebeläsion weiter gesteigert.

In jedem Fall sollte über die Notwendigkeit der Biopsie entschieden werden, bevor durch Somnolenz des Patienten das Risiko größer oder der Eingriff durch möglicherweise auftretende Störungen des Hämostasesystems überhaupt unmöglich geworden ist.

In der nachfolgenden Tab. 6 sind die histologischen Diagnosen von 47 Patienten dargestellt, die unter dem klinischen Bild einer akuten Oligo-Anurie einer Nierenbiopsie unterzogen worden sind:

Tab. 6. Histologische Befunde bei klinisch akuter Oligo-Anurie

Histologischer Befund	Häufigkeit
Akutes Nierenversagen ohne spezifische Veränderungen	40,4 %
Akute Glomerulonephritis	23,4 %
Chronische Glomerulonephritis	12,8 %
Interstitielle Nephritis	10,6 %
Maligne Nephrosklerose	6,5 %
Periarteriitis nodosa	2,1 %
Nierenamyloidose	2,1 %
Diabetische Glomerulosklerose	2,1 %

Insbesondere bei vorbehandelten Patienten, bei denen in der Anamnese Hinweise auf eine chronische Nierenerkrankung fehlen, ist es aufgrund der klinischen Befunde allein oft nicht möglich, zwischen einem akuten und chronischen Nierenversagen zu unterscheiden.

10. Grenzen der konservativen Therapie bei Niereninsuffizienz

Eine kausale Therapie der chronischen oder akuten Niereninsuffizienz gibt es nicht. Die notwendige Behandlung bezieht sich nur auf Maßnahmen die geeignet sind, den Patienten vor den Auswirkungen der renalen Insuffizienz zu schützen. Sind die konservativen Maßnahmen erschöpft, so muß die Weiterbehandlung mit Dialyseverfahren erfolgen. Die Überweisung zur Dialyse sollte möglichst rechtzeitig, d. h. *vor* Auftreten von Urämiekomplikationen erfolgen. Wegen der oft noch begrenzten Zahl von Dialyseplätzen; insbesondere für die Akutbehandlung, sollte das zuständige Dialysezentrum über jeden Fall von akutem oder chronischen Nierenversagen unterrichtet werden, um diese bei der Planung zu berücksichtigen. Außerdem könnte eine gezielte Vorbehandlung zur Dialyse erfolgen oder es könnte der Zeitpunkt der Übernahme in das Zentrum gemeinsam besprochen werden.

10.1. Dialyse bei akutem Nierenversagen

In der folgenden Tab. 7 ist dargestellt, wann spätestens die konservative Therapie zugunsten der effektiveren Dialyse verlassen werden sollte. Die einzelnen Punkte der Tabelle sind nur Hinweise und müssen der Situation jedes einzelnen Patienten angepaßt werden. So müssen polytraumatisierte Patienten oder Patienten mit akuter Pankreatitis und Nierenversagen bedeutend früher dialysiert werden, als dies bei einem unkomplizierten akuten Nierenversagen der Fall ist.

Tab. 7. Indikationen zur Dialysetherapie bei akutem Nierenversagen

1. Stärkere Azotämie mit Serumkreatinin zwischen 8 und 10 mg %
2. Urämiekomplikationen wie Perikarditis, Polyneuropathie etc.
3. Therapieresistente Überwässerung mit „fluid lung", Hirn- bzw. Lungenödem
4. Hyperkataboles Nierenversagen jeden Schweregrades
5. Schlechtes Allgemeinbefinden
6. Therapieresistente Hyperkaliämie

10.2. Dialyse bei chronischem Nierenversagen

Für das chronische Nierenversagen gelten praktisch die gleichen Indikationen wie für die akute renale Insuffizienz. Beim chronischen Nierenversagen ist allerdings die Azotämie weniger von Bedeutung, so daß die Dialyse in der Regel erst bei einem Serumkreatininspiegel von mehr als 12 mg % begonnen wird. Gerade bei der chronischen Niereninsuffizienz ist die Forderung von Bedeutung, daß die Patienten *vor* Auftreten von Urämiekomplikationen mit der Dialyse behandelt werden. Sind jedoch bereits Urämiekomplikationen aufgetreten, so ist die konservative Therapie praktisch immer erfolglos. Besteht ein schwer einstellbarer Hypertonus, so kann die Dialysebehandlung schon früher erfolgen, um dadurch eine Blutdrucknormalisierung zu erreichen. Weiterhin kann zuweilen eine therapieresistente Herzinsuffizienz durch die Dialysebehandlung beseitigt werden, so daß dies zuweilen die Indikation zur Vorverlegung der in absehbarer Zeit sowieso notwendigen Dialyse ist.

11. Diuresetherapie

Die gesteigerte Diurese ist eine häufig gebrauchte therapeutische Maßnahme. Für den Organismus stellt aber jede Flüssigkeitszufuhr einen Eingriff in den Wasser- und Elektrolythaushalt dar. Wenn der Patient noch in der Lage ist, in selbstgewählter Form die notwendige Flüssigkeit zu sich zu nehmen, wird es bei noch ausreichender Nierenfunktion nie zu Störungen in der Wasser- und Elektrolytbilanz kommen. Demgegenüber ist jede parenterale Flüssigkeitszufuhr ein überwachungsbedürftiger, schwerwiegender therapeutischer Eingriff.

11.1. Indikationen

Eine mäßig gesteigerte Diurese ist bei allen Patienten auf Intensivstationen, zur Harnstein- und Infektprophylaxe und bei akuter Pyelonephritis sinnvoll. Eine stärkere Diuresesteigerung wird bei allen Blutungen in das abführende Harnwegssystem angewendet, um einer Koagelbildung evtl. mit Nierenbecken- oder Blasentamponade vorzubeugen. Weiterhin findet sie bei polyurischem Nierenversagen, bei der polyurischen Phase nach akutem Nierenversagen, beim akuten Hyperparathyreoidismus, beim Coma diabeticum etc. Anwendung.

Wird eine Diurese von 500 ml/h angestrebt, so spricht man von einer forcierten Diurese. Dieses Verfahren hat besonders bei der Behandlung von Intoxikationen mit sog. dialysablen Substanzen Verbreitung gefunden.

11.2. Beurteilung der Flüssigkeitsbilanz

Vor Beginn einer Diuresetherapie ist die Beurteilung des augenblicklichen Hydratationszustandes unerläßlich. Lid- und Cornealödeme sind meist frühe Symptome einer Wasserintoxikation. Das Stehenbleiben einer aufgehobenen Hautfalte, eine trockene Zunge oder die nicht sichtbare Jugolarisvene beim flach liegenden Patienten sprechen eher für ein Flüssigkeitsdefizit. Um das Phänomen der kollabierten Vena jugolaris zu objektivieren kann der zentrale Venendruck, am besten über einen Vena-subclavia-Katheter, gemessen werden. Liegt keine Herzinsuffizienz vor, so ist ein zu hoher Venendruck ein Hinweis für eine Überwässerung und ein zu niedriger oder negativer Druck ein Zeichen für ein Flüssigkeitsdefizit.

Die Serumnatriumkonzentration gibt weiterhin Auskunft über den Hydratationszustand eines Patienten. Dieser Wert beschreibt allerdings lediglich das Verhältnis von Wasser und Kochsalz im Extrazellulärraum. Liegt der Serumnatriumwert außerhalb der Norm, so sind immer osmotische Kräfte an der Zellmembran wirksam und es besteht als Folge daraus eine intra- und extrazelluläre Störung der Körperflüssigkeiten. Diese Störungen lassen sich demzufolge auch durch die Bestimmung des osmotischen Druckes beschreiben, der dann die Grenzen von 290 und 310 mosmol/l überschreitet. Die Bestimmung des osmotischen Druckes erfolgt mit einem Osmometer oder annähernd über die Berechnung der hauptsächlich osmotisch aktiven Teilchen im Serum nach der Faustformel:

$$\text{mosmol/l} = (\text{Serumnatrium in mval/l} + 5) \times 2$$

Erhöhte Blutzucker- oder Harnstoffwerte sind dabei gesondert zu berücksichtigen. Für je 10 mg % Blutzucker sind 0,6 und für je 10 mg % Harnstoff 3,3 mosmol/l hinzuzurechnen.

Ein erniedrigter Wert für die Serumnatriumkonzentration sollte nur dann durch Natriumsubstitutionen ausgeglichen werden, wenn gleichzeitig auch eine verminderte Serumosmolarität vorliegt. Bei niedriger Serumnatriumkonzentration und normaler oder erhöhter Serumosmolarität kann ein Natriumdefizit aufgrund einer extrazellulären Volumenexpansion durch andere osmotisch aktive Substanzen vorgetäuscht sein. Dies ist u. a. bei hohen Blutzuckerwerten und nach Mannitinfusionen der Fall.

Die Menge, die bei bestehendem Natriumdefizit substituiert werden muß, läßt sich nach folgender Faustformel abschätzen:

$$\text{Natriumdefizit in mval} = 70\% \text{ des Körpergewichtes in kg} \\ \times \text{Natriumdefizit in mval/l im Serum}$$

oder:

$$\text{Natriumdefizit in mval} = \frac{70 \times \text{Körpergewicht in kg}}{100}$$
$$\times 136 - \text{Serumnatrium in mval/l}$$

Liegt die Serumnatriumkonzentration aber im Normbereich, so kann, allerdings nur in gleichem Verhältnis und nur extrazellulär, ein Salz- und Wassermangel bzw. Überschuß vorliegen. Bei einem Salz- und Wassermangel besteht immer eine Hämokonzentration, die sich an einem hohen oder angestiegenem Hämatokritwert, Hämoglobinwert oder Gesamteiweißwert des Serums zeigt. Außerdem sinkt die tägliche Urin-Natrium-Ausscheidung unter 40 mval. Da in derartigen Fällen Natrium und Wasser in physiologischem Verhältnis fehlen, muß die Substitution in Form einer physiologischen Kochsalzlösung erfolgen, bis ein normaler zentraler Venendruck oder die Ausgangswerte vom Hämatokrit oder Gesamteiweiß wieder erreicht sind.

11.3. Durchführung der Diuresetherapie

Nach Ausgleich der Wasser- und Elektrolytbilanz kann mit der Diuresetherapie begonnen werden. Zunächst wird versucht, durch ein gesteigertes Flüssigkeitsangebot die Diurese zu steigern. Die Flüssigkeitszufuhr sollte jedoch die Urinausscheidung zu keinem Zeitpunkt um mehr als 500 ml über- oder unterschreiten. Ist die initiale Flüssigkeitszufuhr wegen Lundenödem, Herzinsuffizienz, mangelnder Urinausscheidung etc. nicht möglich, so wird mit 20 mg Furosemid (Lasix®) zunächst eine Diurese erzwungen und die ausgeschiedene Flüssigkeit durch Infusionen ersetzt. Im Laufe von 24 Stunden sollten über die Urinmenge hinaus 500—1 000 ml mehr infundiert werden.

Zur Infusion eignen sich standardisierte Elektrolytlösungen, die das Verfahren vereinfachen und bei deren Anwendung lebensbedrohliche Elektrolytverschiebungen nicht zu erwarten sind. Bei Verwendung getesteter Standardlösungen sind—auch bei Infusionsmengen bis zu 1 l/h — Kontrollen der Serumelektrolyte im Abstand von 24 h ausreichend. Extrarenale

Elektrolyt- und Wasserverluste müssen jedoch gesondert berücksichtigt und ersetzt werden.

Als Standardlösung zur Diuresetherapie hat sich folgende Zusammensetzung bewährt:

80 mval Natrium
15 mval Kalium
75 mval Chlorid
20 mval Bikarbonat
Glucose 5 %ig ad 1 000,0.

Diese Infusionslösung erzeugt einen leicht alkalischen Urin mit einem pH zwischen 7,0 und 8,0, wie es in der Regel bei Anwendung einer Diuresetherapie erwünscht ist. Sollte dieser Effekt unerwünscht sein, so muß die Bikarbonatkonzentration auf 10 mval/l und die Kaliumkonzentration ebenfalls auf 10 mval/l verringert werden. Die Verminderung auch des Kaliums ist erforderlich, da bei Verminderung des Bikarbonatangebotes auch die Kaliumsekretion in der Niere abnimmt. Umgekehrt muß bei Steigerung der Bikarbonatkonzentration, z. B. für eine Uratsteintherapie, auch die Kaliumkonzentration entsprechend angehoben werden.

11.4. Forcierte Diurese bei Intoxikationen

Die forcierte Diurese hat sich bei der Behandlung von Intoxikationen, insbesondere mit langwirkenden Barbituraten, Salicylaten und Bromiden als wirkungsvolle Methode erwiesen. Das Prinzip dieser Therapieform beruht darauf, daß toxische Substanzen oder Medikamente in das Tubulussystem ausgeschieden werden. Von dort aus gelangen sie jedoch nicht in den definitiven Urin, sondern werden teilweise in das peritubuläre Blut rückdiffundieren. Durch die forcierte Diurese wird die Kontaktzeit des Primärharns mit der Tubuluswand verkürzt und damit die Rückdiffusion von Substanzen vermindert.

Die Geschwindigkeit der Rückdiffusion hängt neben der Kontaktzeit auch von dem Dissoziationsgrad der Substanz ab. Die ionisierte Form eines Moleküls wird sehr viel schwerer rückdiffundieren als die nichtionisierte. Der Grad der Ionisierung ist nach der *Henderson-Hasselbach*-Gleichung vom Verhältnis des pH-Wertes im Primärharn und von der Dissoziationskonstanten bzw. dem pK der betrachteten Säure oder Base bestimmt. Der prozentuale Anteil ionisierter Moleküle einer Substanz ist für die einzelnen Urin-pH-Werte aus der Tab. 8 abzulesen, so daß entschieden werden kann, ob eine Alkalisierung des Urins sinnvoll ist oder nicht. So sind z. B. bei Acetylsalicylsäure (pK = 3,5) und einem umgebenden

Tab. 8. Aus der Henderson-Hasselbach-Gleichung errechnete Werte der prozentualen Ionisation bei bekanntem pK_s und pH

$pK_s - pH$	% ionisiert (wenn Anion)	% ionisiert (wenn Kation)
— 4	99,99	0,01
— 3	99,94	0,06
— 2	99,01	0,99
— 1	99,91	9,09
— 0,9	88,81	11,19
— 0,8	86,30	13,70
— 0,7	83,37	16,63
— 0,6	79,93	20,07
— 0,5	75,97	24,03
— 0,4	71,53	28,47
— 0,3	66,61	33,39
— 0,2	61,32	38,68
— 0,1	55,73	44,27
0	50,00	50,00
+ 0,1	44,27	55,73
+ 0,2	38,68	61,32
+ 0,3	33,39	66,61
+ 0,4	28,47	71,53
+ 0,5	24,03	75,97
+ 0,6	20,09	79,93
+ 0,7	16,63	83,37
+ 0,8	13,70	86,30
+ 0,9	11,19	88,81
+ 1	9,09	90,91
+ 2	0,99	99,01
+ 3	0,05	99,94
+ 4	0,01	99,99

Medium (Urin) von pH 3,5 definitionsgemäß 50% der Moleküle ionisiert. Bei pH 4,0 liegen bereits 75,9% und bei pH 4,5 90,9% der Moleküle in ionisierter Form vor.

11.5. Durchführung der forcierten Diurese

Die forcierte Diurese kann nach dem in Tab. 9 dargestellten Schema durchgeführt werden. Als Urinsammelgefäß bietet sich ein großlumiger, graduierter, sterilisierter und steril ver-

Tab. 9. Richtlinien zur Durchführung der forcierten Diurese

Technische Durchführung

1. Überwachungsprotokoll anlegen.
2. Blasenkatheter und Urinsammelgefäß anbringen.
3. Subclavia-Katheter einlegen.
4. Hämatokrit, Gesamteiweiß, Natrium, Kalium und evtl. Osmolarität bestimmen.
5. 20 mg Furosemid i. v. oder ggf. Volumensubstitution mit physiologischer Kochsalzlösung.
6. Infusionsbeginn: Menge nach Ausscheidung dosieren.
   Basislösung 1000 ml Glucose 5%ig.
   Zusätze: 60 mval NaCl/l,
          15 mval KCl/l,
          20 mval NaHCO$_3$/l.

Laufende Kontrollen

1. Flüssigkeitsbilanz. Differenzen nicht mehr als ±500 ml, jedoch in 24 Std. 500—1000 ml Infusionsüberhang, abgesehen von initialer Volumensubstitution.
2. Zentraler Venendruck.
3. Urin-pH-Wert (7—8).
4. Serumelektrolyte im Abstand von 24 Std.
5. Evtl. Gewichtskontrollen.
6. Übliche Kontrollen entsprechend den Forderungen der Intensivüberwachung.

Allgemeine Hinweise

1. Eine Diurese von wenigstens 500 ml/Std. mit notwendiger Furosemiddosis erzwingen.
2. Extrarenale Elektrolytverluste zusätzlich ersetzen.
3. Forcierte Diurese erst 12—24 Std. nach Erwachen des Patienten beenden.

---

schlossener Standzylinder mit Überlaufmöglichkeit an. Die Verwendung von Urinsammelbeuteln ist nicht günstig, da bei nachlässiger Überwachung Beutel und Harnblase infolge der zu erwartenden großen Urinmengen in kurzer Zeit prall gefüllt sein können. Sind bei diesem Zustand Reanimationsmaßnahmen notwendig, so kann leicht eine Blasenruptur eintreten.

Wegen der notwendigen hohen Infusionsgeschwindigkeit, der leichteren Pflege und der Möglichkeit, den zentralen Venendruck zu messen, ist das Anlegen eines zentralvenösen Zuganges, am besten als Vena-subclavia-Katheter, notwendig.

Wie bereits beschrieben, muß vor jeder Diuresetherapie der Zustand der Flüssigkeitsbilanz festgestellt und etvl. ausgeglichen werden. Weiterhin sollte prinzipiell die Diurese mit Diuretika gesteigert werden, da bei Intoxikationen mit toxischen Ödemen oder doch wenigstens mit einer Ödemneigung gerechnet werden muß. Die gesteigerte Urinausscheidung durch eine Osmodiurese (z. B. Mannit) aufrechtzuerhalten, hat sich als gefährlich erwiesen. Durch Mannitretention im Extrazellulärraum kann es zu gesteigerter Ödemneigung und bei längerem Liegen des Patienten zu Druckläsionen des Unterhautgewebes und der Muskulatur kommen. Weiterhin bewirkt Mannit eine Serumhyperosmolarität, so daß der Organismus gezwungen ist, durch Wasseraustritt aus der Zelle und Natriumeinstrom in die Zelle die osmotischen Gradienten auszugleichen. Es ist also über eine Hyperosmolarität eine Hyponatriämie, eine Zelldehydratation und eine extrazelluläre Volumenexpansion entstanden.

Bei Verwendung der angegebenen Elektrolytlösung sind nur die extrarenalen Verluste (Stuhl, Magensaft etc.) zu berücksichtigen. Lediglich Magnesiumverluste müssen zusätzlich mit 500 mg täglich als Asparaginat oder Ascorbat ersetzt werden. Serumelektrolytkontrollen im Abstand von 24 Stunden haben sich als ausreichend erwiesen.

Literatur

Lehrbücher der Nephrologie:

Reubi, F., Nierenkrankheiten (H. Huber Verlag, Bern 1970).

Sarre, H., Nierenkrankheiten (G. Thieme Verlag, Stuttgart 1976).

Franz, H. E., K. Schärer, Praktische Nephrologie im Erwachsenen- und Kindesalter (F. Enke Verlag, Stuttgart 1975).

Dutz, H., Nierendiagnostik (G. Fischer Verlag, Jena 1976).

Valtin, H., Funktion der Niere (F. K. Schattauer Verlag, Stuttgart - New York 1978).

Pitts, R. F., Physiologie der Niere und der Körperflüssigkeiten (F. K. Schattauer Verlag, Stuttgart - New York 1972).

Brod, J., The Kidney (Butterworth, London 1973).

Massry, S. G., A. L. Sellers, Clinical Aspects of Urema and Dialysis (Charles C. Thomas, Springfield, Illinois 1976).

Schrier, R. W., Renal and Electrolyte Disorders (Little Brown Company, Boston 1976).

Zeitschriften der Nephrologie:

Nieren- und Hochdruckkrankheiten (Dustri-Verlag, München-Deisenhofen).

Kidney International (Springer-Verlag, New York - Berlin - Heidelberg).

Nephron (S. Karger Verlag, Basel - München - Paris - London - New York - Sydney).

Clinical Nephrolog. (Dustri-Verlag München-Deisenhofen).

Sachverzeichnis

Fortschritte der Urologie und Nephrologie

Herausgegeben von Prof. Dr. *W. Vahlensieck*, Bonn

Dr. Dietrich Steinkopff Verlag · Darmstadt

Fortschritte der Urologie und Nephrologie

Herausgegeben von Prof. Dr. *W. Vahlensieck*, Bonn

Dr. Dietrich Steinkopff Verlag · Darmstadt